治病必求於本

——银屑病治疗正道

主编◎张英栋

山西出版传媒集团　山西科学技术出版社

·太原·

编 委 会

主　编：张英栋

副主编：米贺芝　张　瑞

编　委：雷海霞　王　洁　陈泓朋　雍茜雯

　　　　李　丹　关春霞　张英栋　米贺芝

　　　　张　瑞　张馨予　李红格

　　张英栋主任多年前在国内首先提出用广汗法治疗银屑病，为患者带来了新的治疗方法。拜读张英栋主任新作，感慨张英栋主任围绕银屑病这个难治性疾病一直在深入地思考和临床实践，是从更宽、更广的角度在认识健康和疾病，是在治疗银屑病的过程中践行天人合一的思想和理念，是在努力帮助医患双方达成愉快治疗银屑病的共识，是在探寻从生活方式、心理调摄和药物手段等构成的综合治疗体系顺势而为，不治银屑病而达消除皮疹、促进全身心健康的治疗目的。我认为本书富有以下特点：

　　一、对银屑病病因病机提出了自己的独特观点：采用取象比类的思维方式提出银屑病病因病机的三明治模式，从整体思考疾病的角度将病机分为三层："上和表"、中、"下和里"，临床多见表里两层寒而中有郁热。在治疗时针对不同层面、不同的病机同时进行治疗，称为"三明治治法"，所附病案中多见解表散寒、温中散寒、清郁热三法并用，作者称为"全层次辨证、全方位治疗、瞄准点突破、目标法用药"，为难治性、复杂性银屑病的辨证论治提供了新的思路和方法。

二、诊疗银屑病要重视对患者的健康观和疾病观的教育：为了达到根治疾病的目的，作者提出医患双方需要对疾病的发生、发展和治疗过程形成共识，正如书中提出，要避免"鸡同鸭讲"。医患双方要对疾病根治的评价要点、评价指标形成共识，才能双向奔赴，促使疾病向愈。在书中的案例和患者心路历程描述中均体现出，患者的心理健康、患者对疾病过程中向好/向阳的变化体会和认识，以及肥胖患者的饮食管理等的重要性，只有患者充分认识了银屑病是气血阴阳失和机体中的一个"不速之客"，认识了广汗法治疗过程中的变化趋向，才有可能配合医生顺利完成治疗。这一点，对所有疾病的管理都是非常重要的。显然，在这个领域，张英栋主任走在了前列。

三、治疗求本：何为本？气血条畅、阴平阳秘、以平为期。张英栋主任提出银屑病是内在气血阴阳的异常在皮肤的反映，临床治疗不关注皮损而条畅气血阴阳以达到治疗皮损的目的，同时提出在治疗的过程中要有为、无为与自然而然，其核心点是不妄为。在当今时代，提出这样的观点具有尤为重要的现实意义。而在具体实施的过程中，创造性地提出要无汗而热，利用药物和治疗手段达温分肉、充皮肤、肥腠理、司开阖状态，使得气机条畅于内，做到气内蒸、汗可控，以无汗而热为最高境界，从而实现温充肥司的目的。

四、提出可控发热疗法治疗：张英栋主任根据临床观察发现很多疾病在发热的过程中症状有所减轻，进而提出"可控发热疗法"。部分银屑病患者长期不易发热或体温偏低，认为属于素体正气不足、正邪无力交争或误用寒凉所致，其疾病之本在于阳不足，而可控发热疗法具有升发阳气之功用，通过药物、生活处方等措施对患者进行干预，在可控前提下，使不易发热及低体温人群重新恢复适度发热的能力，使阴性疾病借助发热而消散，是治病求本思想的体现。

本书载有大量真实、翔实的医案，让读者在阅读的过程中进一步了解广汗法——治本求本的具体方法、思想和内涵，而一个个鲜活患者的心路历程更能引发作为医者的思考：银屑病到底如何治疗是最好的？患者需要什么样的医生和治疗方案？路总需要人探，高峰也需要人去攀登，无疑，张英栋主任和他的团队在走前人未曾走过的路，在努力攀登前人未曾翻越的高峰。祝愿他和他的团队能够在广汗法领域走得更远，而他的思考和实践也一定能引发大家的深思。

中华中医药学会皮肤科分会主任委员　曾宪玉

2024 年 11 月 19 日

从汗、微汗到无汗

广汗法至今还被很多人误认为是让患者出"汗"。

从 2005 年到 2023 年，广汗法经历了从强调"汗"，到强调"微汗"，再到强调"无汗"的转变。每一次转变都伴随着治疗思路的大变化，以及疗效的飞跃。从用药物处方和生活处方的"汗"到"汗法机器人"来实现精准的"无汗而热、热而无汗"，广汗法从"中医经典广汗法"蜕变为"科技中医广汗法"，疗效渐趋客观化，可预估、可复制、可量化，已经可以看到清晰的蓝图。

"微微似欲出汗"的说法来源于《金匮要略》。文字可以提炼为"微汗"，微汗比小汗要少很多，一个"微"怕不能引起后人的重视，用了"微微"，还怕不能引起后人的重视，又加了"似欲"来强调。欲，可以用一句话来加深理解。"欲说还休，却道天凉好个秋"，"欲说"，说了没有？没有说！"欲出汗"，出了没有？没有出！"欲出"已经强调了有出汗的能力却没有出汗的事实，介于"出"与"不出"的中间状态——无限趋近于 0

地出汗，已经说得很明白了。但还怕不能引起后人的重视，加了"似"来重复强调……在惜墨如金的古代，一个"微微似欲"对"出汗"状态的反复强调、一唱三叹，能让我们看到中医先贤的仁者苦心。

读明白"微微似欲出汗"的时候，我对中医先贤描述得如此严谨、如此精准、如此科学发出由衷赞叹！

而在确定用"无汗而热、热而无汗"来传达"微微似欲出汗"的内涵后，我对更快速的中医疗效生出务实的期待！

"温分肉，充皮肤，肥腠理，司开阖"的说法来源于《灵枢经·本脏》。我们可以将这些表述提炼为"无汗"，而更确切的表述为"无汗而热、热而无汗"。"温分肉，充皮肤，肥腠理，司开阖"用广汗法简称为"温充肥司"。可以用热气球的"象"来理解"温充肥司"。"温充"好理解，里面有热是"温"，热气需要充满热气球内部是"充"。想象热气球表面有许多小窟窿，窟窿都需要用绳子绑严实才能保证"温充"——绑窟窿的绳子必须要粗壮有力是"肥"；能保证窟窿不漏气，管好堵漏这个职责是"司"。

"温充肥司"，可以增强人体核心部位的代谢，也可以充实最外层的屏障，做好最前沿的防护。

"温充肥司"的极致状态是怎样的呢？

让我们一起来想象这样一个熟悉的场景——锅里有水，锅底有火，锅里的水沸腾到马上就要掀开锅盖，但还没有掀开的那一刹那。此时是个什么状态呢？是一个锅体周围和锅内都最"温"热的状态，是一个锅里面热气最"充"满的状态，是一个锅的密封系统最"肥"、最有力的状态，是一个对锅与外界的通道"司"开阖要求最高的状态。

这样的要求体现到人身上就是"无汗而热、热而无汗"——不是微汗，微汗不足以体现"温充肥司"的内涵；是无汗，容易出汗的时候首先强调无汗，同时强调热；容易凉的时候首先强调热，同时强调无汗。或者广汗法用了一个看起来极端的词来表述"温充肥司"的内涵——燥热。

从汗到微汗，从微汗到无汗，从无汗到燥热……虽然貌似只是一些表述方式上毫厘的变化，实质上临床的变化已经是千里之异。比如在10多年前经常要求患者的"见汗吃发物"，到了今天已经变成了看起来完全相反的"无汗吃发物"……

为什么会有这样的变化？这些变化中不变的内核是什么？这些变化的目的是什么？这些变化中能直观感受到的形式的变化有哪些……希望真心学习广汗法的医者和真心认同广汗法的患者，循着《张英栋谈银屑病根治》《治病必求于本——银屑病治疗正道》……的轨迹，一步一步，与我们一道进步，一起来完成"银屑病从根本来治"的量变和质变，在这个过程中你将会成为更好的自己。

央木

2024 年 8 月 12 日于求实斋

有为、无为与自然而然

一、尊重自然

我们要尊重人体的自然状态，在广汗法"以中为的，尊重自然，立足整体，放眼长久"的宗旨中，尊重人体的自然占了很重要的位置。银屑病是一种人体的自然状态，而正常汗出是另一种人体的自然状态。银屑病和汗出这两种自然状态的不同，在于前者是无为之选，后者是有为之求。

二、尊重症状

疾病是整体失调导致的局部障碍，症状是局部障碍导致的不适和人体解决局部障碍的努力两者共同的表现。人体会选择对整体影响最小的表现来解决局部障碍，这就是要尊重症状的原因。比如着凉后有的人会怕冷、发热，有的人会咽部疼痛，有的人会得银屑病，有的人会直接表现为内脏结节，广汗法把这 4 种表现总结为"健康的4道屏障"有效防护的体现。4道屏障由外向里，层层设防，外层的症状一般看着比里层的更严重一些，如果治疗的结果是外层的障碍被破坏，不能再体现那些更激烈、更趋于外的"阳性症状"，而出现了里层的症状，是治好了，还是治坏了呢？

尊重症状的意思是，治疗的目的不是消除或者掩盖症状，而是要"见症知源""临症察机""治症求本"，从整体来认识症状，以症状为线索来解决人体的问题。

回到银屑病，谈一个具体问题，广汗法把银屑病的皮损作为"健康第3道屏障"防护的体现，而把咽喉肿痛作为"健康第2道屏障"防护的体现，把发热作为"健康第1道屏障"防护的体现。在银屑病发展过程中出现咽部问题和发热，可以看作是身体外层屏障获得修复的好事。而如果一个发热的患者治疗后发热消失了，却出现了咽喉问题和银屑病，则可以认为是外层屏障遭到破坏的结果，是被治坏了。

人体会优先选择对人体整体影响最小的表现来解决问题，尊重症状也是尊重人体的自然表达，从这个角度来认识和疏解银屑病的问题，会得到不一样的结果。

三、无为之从和有为之治

有为之治的目标是最佳的"自然"状态，比如"复归于婴儿"。

无为之从是有为之治的前提，治疗的前提是认清状态、选择有利时机，无为不是什么都不为，而是不妄为，让人体尽量表达"自然"本真的状态，不干扰，这样才有利于识别和选择有为的时机。

有为的核心其实也是不妄为，为人体恢复最"自然"的状态扫清障碍、创造条件、铺平道路。

看着前言的题目和开头的三段文字，我想起来曾经写过的两篇文章，一篇是《以史为鉴，善秉"无为与有为"》，发表于2013年10月30日；另一篇是《重新句读法自然，医不妄为辅自然》，发表于2020年1月1日。都发表在《中国中医药报》，感谢这些文章记录下我在有为、无为与自然中的思考和斟酌。

四、以史为鉴，善秉"无为与有为"

1. 从治国看"无为与有为"

"无为"是道家的思想，主张顺应自然。其作为治国方针在汉朝初年起到了休养生息的作用，形成了"文景之治"。

与"无为"相对的是儒家、法家思想的"有为"。汉朝初年经过休养生息后，开始处理内忧外患——国内诸侯已成尾大不掉之势；而北方匈奴屡屡越过长城，侵犯中原。汉武帝改变"无为而治"的治国方针，"有为"而治，成就一番伟业。

针对历史，我们可以提出很多问题：如果汉朝初年就"有为"

而治会怎么样？如果汉武帝继续"无为"而治又会怎么样？为什么汉朝初年选择了"无为"而治，而汉武帝则选择了"有为"而治？选择是客观时空条件决定的，还是凭决策者主观意愿决定的？

这样的问题，提着提着就开始给历史"号脉"，寻找历史变化的道理，也对中医临床有了触类旁通的指导意义。

如果邪气交织，不易找到头绪的时候，对于医者有两条路可以走：一是深入探究、理清身体不良状况的千头万绪，这个很难；一是不得不采取"无为而治"的策略，相信身体强大的自愈能力，等着自愈能力给医疗指明正确的方向。

这两条路可以同时走，并不矛盾，但需要指出的是，前者是理想主义的路，结果遥遥无期；而后者却是可以直接指导临床的法宝。当然，后者在"无为而治"的整体策略指引下，还要做积极"有为"的工作——原则上不干扰，但必须密切观察，这样才可以保障患者的生命安全，才可以应付一些突发的情况，为总体上的"无为而治"创造条件。

在整体秩序混乱的时候，急于"有为"经常会加重混乱，这个时候最好的办法就是"无为"——静观其变，伺机而动。

在整体秩序已经逐渐恢复，问题明朗的时候，不"有为"则无法实现整体上的无为。

2."无为"属于阴，"有为"属于阳

用睡眠和工作的关系来解释"无为""有为"会帮助大家理解。工作为"有为"，是阳；睡眠为"无为"，是阴。工作可以帮助人更好地休息，而休息又会帮助人更有效率地工作，此谓阴阳和合、互生互用，进入良性循环。

要让人更好地生活，需要明了阴阳的道理。这个道理在治国中同样适用。汉朝的天下没有"有为"是打不下来的，但是汉朝初年如果继续"有为"下去，则会出现有阳无阴、只伸不屈、难以为继的局面。

经过汉朝初年一段时间的"无为"之后，如果继续"无为"下去，又会出现有阴无阳、只藏不用、国将不国的情况。

治国的道理可以帮助我们更好地理清治病的整体策略和具体措施的相反相成。

3."无为"与"有为"相互为用

我临证时提倡"能攻邪时首攻邪"。攻邪属于"有为"，这个问题分两种情况来看：一为身体秩序混乱需要"无为而治"的总体策略时，有不得不解决的突发问题就需要攻，不攻不足以实现"无为"的战略意图。二是身体秩序相对较好，有外来的导致气血不和的问题，身体达不到"勇者气行则已"而自愈的时候，需要"急攻之"。

在实施"有为而治"的时候，一定要注意三个字——"不得不"——不得已而攻之。在统筹兼顾战略意图后，如果确定要实施攻邪战术，一定要全力以赴，集结优势"兵力"，务求迅速扭转局势。《伤寒论》中治疗三阳病多用攻邪法，足资效仿。

《伤寒论》中大剂量的麻黄、石膏、大黄、柴胡等三阳用法均应作攻邪法来解读。需要注意的是，攻邪时一定要随时准备踩刹车——"中病即止"，《黄帝内经》中"大毒治病，十去其六……"的古训不可须臾遗忘。

我临证时同样重视"治病就是治脾胃"。守住脾胃可谓"无为"。在病情不紧急的时候，培养脾胃的缓冲能力、培养后天之本的运化能力，可谓休养生息之举。很多学者也把着眼点放在脾胃上，但理论的高度还有欠缺。

一日，与同道交流，谈道：饮食入脾胃，药也只能入脾胃，所有的功效应该都是脾胃运化后的体现。治疗可以从精、气、神三个层次来体现，精的层面是养生惜精，核心是少耗；神的层面需要修身养性，核心是守神；用药来调节的只有气的层面，而气的层面要靠脾胃的运化来实现，于是"治病就是治脾胃"的观念再怎么强调都不为过。

脾胃在中，治疗的目的在"致中和"。当然，针对身体的"无为而治"还有其他的内容，"不药而治"与"候气来复"等都有"无为"的意思在其中。只是用药调整脾胃更为临床医生所接受。

临证中，我在机体攻补局势不明朗的时候，多会用到六君子汤、保和丸等方，用药时对于甘草、大枣给予比别人多一些的关注，均为"无为"之法。

只有懂得人体应该从整体策略上"无为"，才可以实现长治久安；但如果没有在具体战术上的"有为"作保障，长治久安同样是"镜花水月"。

无为与有为在医学上有其他的称谓，如中医学界经常说的"道"和"术"——道无术不行，术无道不远，确可从某一个角度说明无为与有为之间的辩证关系。

"无为"是阴，是"阳之守"；"有为"是阳，是"阴之使"。

在医者处理人之健康与疾病问题的时候，应该是"守阴用阳"以"无为"、顺应人体自然而然的趋势为主；以偶尔的"有为"，帮助人体更顺利地自然而然为辅。

五、重新句读法自然，医不妄为辅自然

《素问·上古天真论篇》中有"恬淡虚无，真气从之"的表述。什么叫"真气从之"？为什么"恬淡虚无"就会"真气从之"？我认为，"恬淡虚无"，即没有过分的欲望干扰；"真气从之"，即真气顺着自身本真的样子运行。其中"之"便是自然的意思，自然而然。"真气从之"便是真气从自然，也可以理解为人从自然。

这里的"自然"，不能误解为自然界。对"自然"一词，我于2015年10月28日在《中国中医药报》发表的《医道当顺应人体自愈趋势》一文中进行过解读。陕西中医药大学邢玉瑞教授《〈黄帝内经〉释难》中也对自然有详细解释："宇宙和世界是完全按照自然而然的法则、自己如此的方式存在和活动的……即使在西方古代哲学思想中，自然也并不指称自然界，亚里士多德即认为，自然是指事物自身固有的、是其所是的根据和自身活动的内部根源，或者说指事物自身所具有的本性。"

"自然"的这一含义，在春秋时期《道德经》中有充分体现。《道德经·第二十五章》中有"人法地、地法天、天法道、道法自然"，通常句读为"人法地，地法天，天法道，道法自然"，其中"道法自然"为大家熟知。但如果进一步推敲，人不能直接法天吗？不能直接法道吗？不能直接法自然吗？一级一级递进去"人法地，地法天，天法道，道法自然"的句读是否能体现老子的本意？从上文所述对《黄帝内经》"真气从之"之义的理解，我认为，"道法自然"不如"人法自然"通达。将"人法地地法天天法道道法自然"句读为"人，法地地，法天天，法道道，法自然"，更符合原文哲理与文意。理由如下：

"道法自然"解释起来于理不通

其一，即使把"自然"解释为自然界，"人法地，地法天，天法道，道法自然"，天地本就是自然界的一部分，一级一级递进去"法"，法到最高级"法道"了，道又返回去"法"包括天地在内的自然界，于理不通。其二，如果把"自然"解释为自然而然，"道法自然"就是道法自己如此、自然而然。道应该法自然，那为什么不能"天法自然""地法自然""人法自然"呢？为什么必须一级一级递进去"法"呢？

如果都直接"法自然"，"人法地地法天天法道道法自然"便可以句读为"人，法地地，法天天，法道道，法自然"。这样一来，这句话就理解为：人，效法地之为地，效法天之为天，效法道、按道的规律运行，都是效法其按自身的规律运作，不强为、不妄为。

要推翻之前的句读，按新的句读来解，需要过三关：一是语法关，二是经典关，三是医理关。

1.新句读符合古汉语的"N+N"结构

《长安大学学报（社会科学版）》2006年6月的《古汉语的"N+N"结构及其发展》一文中，列举了一些典型的"N+N"结构的例子。

例如，《周易·下经·家人卦第三十七·象传》中"家人女正位乎内男正位乎外男女正天地之大义也家人有严君焉父母之谓也父父子子兄兄弟弟夫夫妇妇而家道正正家而天下定矣"通常句读如下：家人，女正位乎内，男正位乎外。男女正，天地之大义也。家人有严君焉，父母之谓也。父父，子子，兄兄，弟弟，夫夫，妇妇，而家道正。正家而天下定矣。

第二个父、第二个子、第二个兄、第二个弟、第二个夫、第二个妇均解释为"尽自己之德"，要有做父亲/儿子/兄长/兄弟/丈夫/妻子的样子。

再如，《论语·颜渊第十二》中"齐景公问政于孔子孔子对曰君君臣臣父父子子公曰善哉信如君不君臣不臣父不父子不子虽有粟吾得而食诸"通常句读如下：齐景公问政于孔子。孔子对曰："君君、臣臣、父父、子子。"公曰："善哉！信如君不君，臣不臣，父不父，子不子，虽有粟，吾得而食诸？"第二个君、第二个臣、第二个父、第二个子解释为"尽自己之德"，要有做君主、臣子、父亲、儿子的样子。

古汉语中同类的用法还有很多，如《左传·昭公元年》《国语·晋语四十》《荀子·王制》《汉书·爰盎晁错传》《晋书·儒林传》《新唐史·孝友传》等中都出现了类似"农农、士士……工工、商商"的用法，实际上在现代汉语里也有这样的用法，如"人不人、鬼不鬼"。

2. 新句读表达的含义与经典相符

《周易·上经·乾卦第一·象传》云："天行健，君子以自强不息。"完美解释了君子效法天之为天——"法天天"。

《周易·上经·坤卦第二·象传》云："地势坤，君子以厚德载物。"完美解释了君子效法地之为地——"法地地"。

《周易·系辞上·第十一章》云："天地变化，圣人效之。"说明人是可以直接"法天"的，不需要一级一级递进去"法"——"人法地，地法天"。

《灵枢·九针十二原第一》题目后缀为"法天"，也说明了人是可以直接"法天"的，不需要一级一级递进去"法"。

"人，法地地，法天天，法道道，法自然"的新句读法，从文意上符合古圣先贤直接"法天""法道""法自然"的实践，并给见贤思齐者提供了努力的方向。

3. 新句读符合医理并可指导临床

"人，法地地，法天天，法道道，法自然"可以完整解释为：作为一个有追求的人，要效法地之为地，要效法天之为天，要效法道之为道，要效法万物之自然而然。

谈到"自然"，《道德经·第六十四章》中还有一句："以辅万物之自然而不敢为。"

从医理上，第二十五章"人法自然"可以理解为：自身觉悟的患者应该尽量减少干扰，让自己的身体自然运行，"恬淡虚无，真气从之"；第六十四章可以理解为"医辅自然"：医者应该尽量少地干扰患者的身体，让其身体自然运行，"上医之道，顺自愈之理而治"。

"辅自然"可以直接称为尊重"自愈"；"法自然"在健康和疾病方面也有其实际意义——尊重症状、尊重症状提示的治疗方向、聆听身体的声音、不妄为，《伤寒论》中有大量实例：

八、太阳病，头痛至七日以上自愈者，以行其经尽故也。

四七、太阳病，脉浮紧，发热，身无汗，自衄者，愈。

五八、凡病，若发汗，若吐，若下，若亡血、亡津液，阴阳自和者，必自愈。

五九、大下之后，复发汗，小便不利者，亡津液故也。勿治之，得小便利，必自愈。

七一、太阳病，发汗后，大汗出，胃中干，烦躁不得眠，欲得饮水者，少少与饮之，令胃气和则愈。

九三、太阳病，先下而不愈，因复发汗，以此表里俱虚，其人因致冒，冒家汗出自愈。

一四五、妇人伤寒，发热，经水适来，昼日明了，暮则谵语如见鬼状者，此为热入血室。无犯胃气及上二焦，必自愈。

二〇五、阳明病，心下硬满者，不可攻之。攻之，利遂不止者，死，利止者，愈。

二六五、伤寒，脉弦细，头痛发热者，属少阳。少阳不可发汗，发汗则谵语，此属胃。胃和则愈……

二八七、少阴病，脉紧，至七八日，自下利，脉暴微，手足反温，脉紧反去者，为欲解也，虽烦，下利必自愈。

三七六、呕家，有痈脓者，不可治呕，脓尽自愈。

以上条文中，我们看到很多要求医者"勿治之""无犯""不可治"的情况，在身体可以"自愈"的情况下，如果去干扰，岂不是"医之好治不病以为功"（《扁鹊见蔡桓公》）吗？还有一种更可怕的情况是：不去治可以好，如果去干扰反而好不了了，只能叹一声"脏腑若能语，医师面如土"。

疾病从本质上是可以自愈的，治疗的作用在于为自愈铺平道路、扫清障碍、创造条件。医生注定是要"辅自然"的。"不敢为"的意思是：千万不可妄为，破坏自然愈合的进程。

广汗法健康体系强调"多监测、少干预"，其中"少干预"便是"不敢为"。人法自然，医辅自然，是广汗法团队一直以来的信条。

六、谨熟阴阳中，医道无与众某

广汗法团队一直在临床斟酌汗最适当"自然"的表达，比如微汗，比如微似汗，比如微微似欲出汗，比如无汗……

一直在临床围绕恢复"自然",寻找最精准的兼顾有为、无为的解决方案,比如集训营,比如纯中医病房,比如微汗机器人……

以象思维模式来思考银屑病和思考根治银屑病之"术"。

以案例来印证广汗法努力的轨迹在不断趋近中医之"道"。

以细节来让更多医者和患者在广汗法没有实现更理想的"器"的时候也能保证很好的疗效。

很幸运,我们一直在努力着。

很庆幸,我们须臾不曾离。

2024 年 8 月 13 日于求实斋

目
录
Contents

第一章 以象明理谈银屑病"根"治大道

　　《周易·系辞传》云："圣人有以见天下之赜，而拟诸其形容，象其物宜，是故谓之象。"由于事物的复杂性，事物中深刻的道理很难被认识到，这时通过选择恰当的事物来类比，有助于认识复杂的事物。医家将这种认识方法应用到了医疗实践中，《素问·示从容论》："夫圣人之治病，循法守度，援物比类，化之冥冥，循上及下，何必守经。"《素问·五运行大论》："以象之谓也。"《黄帝内经》在阐述病机、治疗时大量使用了类比的方法，通过"象"进行推演，将已知的"象"和要研究的"象"之间建立联系，开中医学"取象比类"之先河。

　　"取象比类"思维来源于《周易》，是取八卦的象和所象征的事物进行联想，去认识其他的事物，这是古代劳动人民认识复杂事务的基本思想及推断方法。"取象比类"中的"取象"是提取事物之间具有精准相似的象，"比类"是对所取象的相似性进行验证、逻辑推理及演绎。取象的目的是比类，而比类可以判断两者之间的逻辑关系是否合理，通过事物之间的联系来认识复杂事物。

仝小林院士认为："象思维是人类共有的思维方式，但是从古至今，用象思维形成理论并指导临床来解决实际问题，并且还在不断丰富完善的只有中医药学科。因此，中医是一个仍然活在当代的中国古代科学，是看得见、摸得着、有温度的中华文明载体。研究中医的象思维，能为世界打开中华文明宝库提供一把钥匙。"（摘自光明网《仝小林：中医的"象思维"是打开中华文明宝库的钥匙》）同时仝小林院士也指出需要警惕"取象比类"的随意性。"从观象、比象、意象到抽象也有跑偏的时候，中医不断修正，形而下和形而上之间反复循环，指导临床实践，反过来观察验证。"（摘自中国中医药报《仝小林：用好"象思维" 促进中医药传承发展》）还要注意的一点是，应用"取象比类"这一思维方法时，也要注意到这一方法的缺陷，即过于注重事物或现象"类"的共性时，往往会选择性地忽视不同事物"象"之间的不同，这样通过"类"得出的对"象"的结论就可能是错误的。

在重新认识银屑病的时候，我们用了"象思维"的方法。

一、重新认识银屑病

1. 以"油炸元宵"之象解银屑病发生

银屑病的发生可以用"取象比类"的方法来认识，详述如下。

错误地油炸元宵时，元宵表面经常会被炸出很多鼓包。原因有二：一是因为元宵内部受热过快，远超过了元宵表面疏泄热的速度；二是元宵的表皮厚薄不匀。

油炸元宵时，元宵皮的薄弱处会发生鼓包，而元宵皮厚的地方不会发生鼓包。没有发生鼓包的地方就是正常的吗？其实油炸后看似正常的元宵皮和不正常的元宵皮都不正常，以"有无相生"的道理来讲，元宵表面有鼓包和没有鼓包的地方共同造成了油炸后元宵不正常的表面状态。认识到这点很重要，预防油炸元宵鼓包，除了要让元宵内部受热速度和表皮疏泄热的速度相适应外，还需要让元宵表皮厚薄变匀。

　　"银屑病皮损"与"油炸元宵鼓包"从"象"上很相似：都是在貌似正常的表皮上有一些不正常的部分，其机理也与"油炸元宵鼓包"相类。银屑病发病的核心机理是表遏热郁———一是肌表郁遏、中有郁热；二是表皮不匀，导致郁热外散不匀，故相对薄弱的皮肤表面发生了皮损，而相对厚的地方没有发生皮损。没有发生皮损的地方就是正常的吗？从中医整体观来看并非如此。有皮损的地方和没有皮损的地方共同促成了皮损的发生，此谓"有无相生"。这点的意义在于，一定要明白治疗的目标是让皮肤整体恢复正常状态，而不仅仅是让有皮损的地方变成没有皮损的状态。

　　以"取象比类"的方法来对比"银屑病皮损"与"油炸元宵鼓包"的发生，两者在以下三点间形成了较完整的"取象比类"：第一，皮对皮，银屑病整个"皮肤状态"与"油炸元宵"全部表面状态相对应；第二，无对无，看不到皮损的皮肤和看不到鼓包的元宵表面相对应；第三，有对有，皮损和鼓包相对应。

　　实际上，"油炸元宵鼓包"的"象"也能提示银屑病的正确治疗，

"错误的油炸"是诱因，"元宵的表皮厚薄不匀"才是宿因，预防和治疗的重点在宿因，而不是诱因。（关于宿因、素因、诱因的认识见《张英栋谈银屑病根治》）

2."三明治"之象解银屑病病机

三明治是一种食品，用两层面包夹着中间的肉和菜制成。三明治这个"象"有两个要点：①分层；②内外两层一致，中间层不同。

对于复杂疾病，我们要知道所有层面的症状都是真的，是机体真实的自我表达，复杂疾病的病机应从整体思考。广汗法常将复杂疾病的病机分为三层："上和表"、中、"下和里"。临床多见表里两层寒夹着中间一层热，对不同层面同时进行治疗的方法，我们称之为"三明治治法"。下面举一则案例加以说明。

患者刘某，女，68岁，患银屑病4年余。患者4年前无明显原因头部出现黄豆大小鲜红色斑丘疹，伴有瘙痒，无鳞屑及渗液，于当地中医诊所服用中药（具体不详）后皮损消退。1周前患者因饮食不当，出现全身散在大面积斑片状斑丘疹，色红，较密集分布在胸腹部及四肢，身上皮损较厚，上布白色片状鳞屑，瘙痒明显，间有抓痕，脉左关细弦，右关细弦滑，舌尖红，舌苔白腻，舌下淡凝。除皮损外，该患者还存在以下问题：

该患者症状较为复杂，对其病机进行分层：最表层为寒湿郁于肌表，腠理闭塞，故怕冷、汗不得出；中间层为饮食不当使代谢产物堆积，郁而化热，郁热不能及时、顺利外泄，故口干口苦、便干不畅；最里层为寒邪内侵脏腑，损伤阳气，不能温煦、运化，故腹部及双下肢凉。辨证为表闭热郁、运化不足，且表里两层寒较轻，中间层郁热明显。用三明治治法进行治疗，方选麻黄附子细辛汤三药各 3g，加滑石 30~60g、生石膏 30~60g。针对表层的寒，用麻黄、细辛开腠理、散寒；针对中间层的郁热，予滑石、石膏清郁热、散郁结；针对最里层的寒，以附子温运助阳。运用三明治治法，使方机与病机丝丝入扣。治疗一段时间后，患者情况出现如下变化：①怕冷减轻，出汗可控；②口干口苦好转，大便可；③腹部及下肢较前温热，皮损也明显变薄、消退，无瘙痒。

除此之外，临床也见表里两层寒较重、中间层热较轻的情况，常用小青龙加石膏汤治疗。药物组成：麻黄 3g，半夏 3g，赤芍 3g，干姜 3g，甘草 3g，桂枝 3g，五味子 3g，细辛 3g，石膏 2g。其中麻黄、桂枝、细辛针对表层的寒，赤芍、石膏针对中间层的郁热，干姜、半夏、五味子、甘草针对里层的寒。临证有很多复杂方剂都是兼顾两层或三层之法。

综上，关于复杂疾病治疗的象与三明治相类有两个要点：①分层——"上和表"、中、"下和里"。②表里两层一致——偏寒，中间层不同——郁热。对于复杂疾病的治疗，需察机用药，将其病机细分为多个层面，针对不同层面进行分析，进行"全层次辨证"，治疗要着眼全局，"全方位治疗、瞄准点突破、目标法用药"。"三明治治法"只是"全层次辨证、全方位治疗、瞄准点突破、目标法用药"的一种初步尝试，目前在临床上已取得满意效果，希望为临床复杂疾病的治疗提供新思路。

3.从治理堰塞湖谈银屑病的治疗

堰塞湖是一种自然现象，是由于火山或地震等活动引起山体滑坡，山体崩塌物、泥石流等沉积物堆积截堵河道，水流的自然去路被截断而形成湖泊，概括来讲就是"断江成湖"。其形成要素可以概括为三点：①源源不断的水流。②沉积物堆积。③水流的自然去路被完全或不完全截断。在内外综合因素作用下，局部被迫"截断"，洪水蓄积，产生很大的水流和能量，一旦超过堤坝的容纳范围，则决堤、发洪水。

银屑病的形成也可概括为三点：①风、寒、暑、湿、燥、火等外感六淫之气侵袭人体，日常作息不规律、过食肥甘厚味、饮食偏嗜、贪凉饮冷、情志不节等不良因素不能得以纠正，致病因素的来路源源不断。②体内五脏六腑的正常运行功能受损，痰、饮、水、湿、瘀血等病理产物的堆积。③各种致病因素的去路，如正常的汗出、二便、情绪等的疏泄渠道被完全或不完全截断。在综合作用下，机体阻塞不通，局部郁而化热，热盛不得疏泄，形成红斑浸润，继续化燥则表现为鳞屑。

银屑病形成机制中的"阻血"和堰塞湖形成机制中的"断江"为同类的"象"，银屑病皮损可以认为是人体内的"小堰塞湖"。于是在银屑病的预防和治疗上，堰塞湖的治理就有了借鉴意义。一方面，通过指导患者改变饮食、作息、运动、汗出的习惯，形成正确的生活规律，来减少致病因素的来路；另一方面，通过各种中医药手段，使身体温通，温则加大对致病因素的融化，通则给致病因素以去路。将局部"断江"的沉积物冲走了、破坏了，"湖"水有进有出、融入整条江河中，身体的"小堰塞湖"——银屑病的治理就完成了。

自然界的堰塞湖有三种情况：①如果河道完全被截断，湖水只进不出，一段时间后堰塞湖很容易决堤，此为"高危型"。②若河道并未完全堵死，仍留有一丝缝隙或有分流通道，堰塞湖中的水流就可以保持一定平衡，这样堤坝稳定、不容易决堤，此为"稳态型"。③河道未堵塞的部分很宽，且水流冲击力量较强，沉积物不容易堆积下来，或即使堆积也能很快被冲走，此为"即生即消型"。这三种情况告诉我们，堰塞湖的治理宜疏不宜堵，堵则溢，疏则顺，堵而抑之不如疏而导之。通过治理→疏通、导流，使得"高危型"堰塞湖不再发生，或能够更多地向"稳态型""即生即消型"堰塞湖转变，即可达到预防目的。同理，如果将银屑病看作"高危型堰塞湖"，通过中医药综合治理，加大水流冲击力量、减少沉积物等手段，就可以将其转化为"稳态型堰塞湖"，甚至是"即生即消型堰塞湖"，这样就可以达到疾病稳定向愈，大大减少疾病的复发。

本文通过取象比类，将堰塞湖的形成及治理与银屑病的发生与治疗作对比，以期能够通过简单的自然现象说清其中的道理，使银屑病患者明白如何治疗疾病且不易复发。

4. 正治得效的规律

（1）"瓜熟蒂落"

南北朝时，有一位名叫张缵的人写了一篇《瓜赋》，描述瓜类的生长过程，他写道，瓜类在播种之初，接受了天地之气，又在适当的时节发芽，而后吸收日月精华，开枝散叶。在藤蔓与茂叶的庇护之下，于低湿狭小的地方慢慢成熟后，瓜蒂就会从茎部自然脱落。"瓜熟蒂落"这句成语就是从这里演变而出的，以瓜类成熟的现象比喻时机成熟，事情自然成功。"瓜熟蒂落"这个"象"中最关键的一个要素就是时机。

在临床中，很多银屑病患者急于让皮损消失，经常能听到患者问：医生，我的皮损什么时候可以消失？我们常让患者不要过多关注皮损，让其"忘掉"皮损，关注身体整体健康，即精神、饮食、睡眠、大小便等情况，身体整体变好后，皮损便会自然而然脱落。但是有的患者在皮损还没有成熟的时候，用手去抠，结果破坏了皮肤，形成了厚厚的痂皮。到后面身体整体变好后，没有抠过的地方皮损脱落后变成正常皮肤，但是反复用手抠过的地方会反复形成痂皮，不容易变成正常皮肤。所以我们在治疗过程中强调关注整体健康，希望皮损自然成熟、脱落，皮损自会"不治而愈"。下面列举一则案例说明。

患儿巨某，男，7岁，患银屑病3年余。患儿3年前无明显原因右小腿外侧出现1元硬币大小的鲜红色斑丘疹，伴有疼痒，无鳞屑及渗液，就诊于某中医诊所服用中药（具体不详）后皮损消退。

1 周前因饮食不慎，全身出现大面积斑片状皮损，色红，密集分布在胸腹部及四肢，上覆较厚的白色片状鳞屑，瘙痒明显，为进一步系统治疗，于 2022 年 5 月 18 日入住山西省中西医结合医院。除皮损外，该患者还存在以下问题：①背部、手心汗多。②腹部、小腿凉。③挑食。④便秘。⑤面色黑。

根据患者病情给予三甲散、续命汤合理中汤加减、木防己汤加减口服，结合穴位贴敷、药泥等治疗后，患者情况出现如下变化：①背部、手心汗多症状明显改善。②腹部及小腿可觉温热。③不挑食。④大便顺畅。⑤面色较前变白。患者在整体变好的同时，皮损有部分脱落、瘙痒明显缓解。以下是患儿妈妈的叙述：孩子爱挑食、便秘、鼻子爱出汗、脸部黑，自从喝了中药以后不怎么挑食了，到饭点知道饿了，会主动要求吃东西，也天天上厕所，但大便还是有点偏干，脸也比以前白了很多。就是皮损部位总是痒，他总是抠，抠后皮肤泛红、伴有出血，之后还长出来厚厚的一层痂皮。不抠的皮损自己会脱落，一层一层地往下掉，掉完了皮肤会恢复正常。不抠皮损，1 个月就可以好，抠了之后 3 个月才能好。

由此可见，皮损自然脱落的过程类似于"瓜熟蒂落"。临证实践中，针对精神、饮食、睡眠、大小便等健康问题的治疗是主线，当整体变好，皮损与身体分离的时机成熟，皮损便不治而愈。

（2）"大钞换毛票"

拿着 100 元的钞票去商店购买 2 块钱的矿泉水，商家会找零98 元，其中包含 1 张 50 元，4 张 10 元，1 张 5 元，3 张 1 元。拿在手中厚厚一沓，看起来会觉得钱数量变多了，但实际上钱变少了。这就是把大钞票"破"开了。将这破开的98元平摊在桌子上，看起来比100元面积大了，但我们不能否认的事实是98元就是比100元少，只是看起来"散"了而已。不管是破成50元、10元的钞票或者更小的，它的含金量都远不如100元的大，"破"开的钞票面值越小，含金量越小。把大面额钞票破开其实更方便花掉，所以当我们花钱的时候，经常会把大面额的钞票破成小面额的钞票，这就叫"大钞换毛票"。

在临床中，我们经常会发现这样一种现象：银屑病厚硬的皮损在治疗的过程中变成了面积较大的、比较薄、比较散的皮损，很多人认为这是皮损加重了，如果我们用"大钞换毛票"来解释这一现象，就比较容易理解了。厚硬的皮损可以看成100元的钞票，面积变大变薄的皮损可以看成破开的98元钞票，虽然面积变大了，但实际上是减少了。临床中我们希望皮损越薄越好、越散越好、越软越好，这个现象称为银屑病的"破散"现象。下面分享一则医案来说明。

患者刘某，女，27岁，患银屑病7年余。该患者全身呈现散在性斑块状皮损，主要分布在背部、腰臀部、腹部及四肢，皮损很厚硬，患者平素怕冷明显。根据她的情况，我们给予温经汤、吴茱萸汤等方药治疗，同时让患者以"热而无汗"为目标努力。在为期11天的治疗过程中，患者新出现了很多小的、薄的、散的皮损，原先厚硬的皮损也逐渐变薄、变软、变散，怕冷减轻。皮损面积变大了，患者很是担心，于是我们悉心解释"大钞换毛票"的原理，"破散现象"为银屑病治疗中向愈的信号。继续服用1周后，患者全身皮损果然出现大面积消退，怕冷消失，达到此次治疗的目的，患者满意出院。

我们可以看到上述患者在治疗过程中出现了银屑病的破散现象，之后皮损在短期内快速大面积消退。从"局部面积变化"来看，是在变大；但从皮损的厚薄来讲，是在减轻。相对于较大、较厚的银屑病皮损来讲，不断化成小的、薄的、软的皮损，这个过程中皮损的"含金量"变小了，更容易破开消散。患者如果能够了解其中的道理，就不会担心了。

综上所述，银屑病的破散现象是疾病向愈的体现，对于皮损疗效的判定当以厚薄为主要依据，而非面积。治疗后皮损变得越薄越好，越散越好，越软越好。

（3）太阳的药性和药量

我们一起来看一则把早上6、7点钟的太阳"加进"体内的医案。

患者马某，男，58岁，患银屑病8年。患者8年前吹风受凉后，右上肢出现直径约3cm的斑丘疹，皮损较厚硬，基底色红，上覆银白色鳞屑，瘙痒不适，其后开始蔓延至双上肢、双下肢、腹部及腰臀部，于当地医院诊断为"寻常型银屑病"，对症治疗后疗效不佳，其后自行口服中药（具体不详），未见疗效，病情反复。1月前无明显诱因出现上述症状加重，皮损散在分布于四肢、腹部及腰臀部，瘙痒明显，厚硬局限，为求进一步治疗，于2022年6月2日就诊于广汗法研究室。除皮损外，该患者还存在以下问题：①精神一般。②怕冷（晒太阳后自觉舒服）。③头皮发紧。④上半身及手心汗多。⑤偏头痛。抓住"晒太阳后舒服"和"上半身及手心汗多"两点，予桂枝汤将息法服用，日2次，早晚分服，从1剂开始加量，以后每天加服1剂，目标为全身温热如"晒太阳后自觉舒服"的那种感觉，如出现牙痛、喉咙疼痛等上火症状则停止加量或者暂时停药。

2022年6月7日：最多服至日2剂，共服药3剂。患者自述怕冷好转，服药后就像晒完太阳一般，全身暖洋洋的，身体温热，精神好转。效不更方，嘱患者继续加量服用。

2022年6月16日：最多服至日4剂，共服药15剂。患者自述头皮紧较前减轻，偏头痛好转，皮损在变薄、消退，而且不痒。

2022年6月23日：最多服至日7剂，共服药23剂。患者自述情况出现如下变化：①精神好转。②身体温通，怕冷明显减轻。③头皮发紧好转。④手心汗出减少。⑤偏头痛好转。⑥皮损持续消退、变散，未出现上火症状。

对该患者进行诊疗时，通过问诊我们发现，该患者疾病发生发展中有一明显规律——喜欢夏天，不喜欢冬天，喜欢晒太阳，且伴有皮损厚硬、局限及怕冷等表现。临床中遇到复杂的难治性病证时（厚硬的皮损如不用外用药，单靠内治让其化掉是有一定难度的），我们要学会关注"象"，从"取象比类"上找线索。毋庸置疑，机体是有自愈倾向的，也就是说不仅医生在给患者治病，患者的机体本身也在努力给自己治病——很多疾病的症状和患者所表现的好恶就是机体努力向愈的外在表现。顺着机体自愈指引的方向来治疗，方为上医之道。患者喜欢晒太阳，喜欢温暖，这就是该病治疗的大方向。天阳可助，但是不易长久，顺着这个方向，我们给他"加进"体内一些"天阳"如何？也就是说，我们用药物在其体内营造一个时时在"晒太阳"的内环境。

同时也要兼顾整体来考虑，患者既喜欢晒太阳，又容易出汗，说明患者适应的是初升的太阳，早晨6—7点、温暖而不热烈，能达到我们治疗银屑病要求的"热而无汗"的状态。若为正午的太阳，暴晒之下，汗出过量，一方面身体变凉、热不起来；另一方面，耗气伤津、损伤身体。所以我们选择了桂枝汤——服桂枝汤到位和晒早晨6—7点太阳可以出现一样的"象"。加量服用是带着目标服药的一种方法——晒太阳1分钟和晒太阳1小时的感觉一定是不同的，同样，吃桂枝汤1剂和连着吃桂枝汤5剂的感觉一定也是不同的，所以让患者朝着晒太阳的舒服感觉来加量吃药，也是"取象比类"。

桂枝汤，又名小阳旦汤。阳旦指太阳初升超过地平线的意思。小阳旦汤的命名本身就蕴含了"温和的太阳初升"的"象"，而本例病案也用事实说明了桂枝汤加量服用的确可以得到身体内"小阳旦"的感觉，"取象比类"用桂枝汤加量代替晒太阳在这则案例上获得了成功。

5.警惕错误治疗貌似有效——银屑病是"表现在皮肤上的内科病"

水面上飘着一大片冰，有什么方法能让水面上看不到这片冰呢？大致有两种方法：一种是把冰弄到水面下，在水面上就看不到了；另一种方法是让水整个变温暖，水温升高到足以让冰融化时，冰就消失了，同样达到水面上看不到冰的目的。前者冰还是存在的，只是看不到了，藏在了水面以下，而后者冰消失了。前者的目的是掩盖，而不是解决问题，可以认为是错误的方法。

家里面脏了扫出一大堆垃圾放在门口，有什么方法能让这堆垃圾不被看到呢？大致有两种方法：一种是把垃圾藏到门里边；另一种是把家门口的垃圾清理干净，同时把家门口的地面整修一下，使得这块地面不容易沾染垃圾，即使沾染后也容易清扫。前者垃圾还是存在的，只是看不到了，藏在了门里面，而后者垃圾被清理掉了。也许前者看起来会更快一点、更简单一点，但其目的是掩盖，而不是解决问题，可以认为是错误的方法。

剧院发生火灾，同时门坏了，里边的人破窗而逃，有什么方法能让人从窗户逃生的景象不被看到呢？有两种方法：一种是马上把窗户封死，让外面看起来不乱，但是人会被烧死，造成了比"外面看着乱"损失更大的后果；另一种方法在短期内看起来可能会"外面看着乱"更严重——把门窗及其他可以打开的通道都打开，尽快救人，外面看起来乱，但是可以降低火灾中的人员伤亡——之后检修门窗，以便应急的时候能尽快疏散，然后经过内部的日常流程化的检查，杜绝火灾的发生。前一种做法貌似更短平快、更直接，但这种做法是错误的，是为了达到短期目标不择手段的方法。而后一种方法，貌似不快，但实际上不慢，能够达到笔者平常提倡的"立足长效求速效"的目标。

水面上飘着冰，家门口一堆垃圾，人破窗而逃。这三者都有一个共同的特点，就是包括里面和外面——里面的问题、表现在外面——①水里面温度低，外面看到了冰。②家里面脏了有垃圾，把垃圾清理到门外面。③剧院里面发生火灾、门坏了出不去，人破窗而逃的乱象被外面看到了。

外面的表现是里面问题的信号！如果从这个角度来理解，治理策略就会变得清晰——治理的时候应该是治理里面还是治理外面呢？治理的目标是里面有问题、不要在外面被看到呢？还是希望解决里面的问题，同时建立起里面一有问题就可以迅速在外面看到信号的机制呢？

一切只为应急，一切以掩盖为目的，破坏"信号"系统的方法从本质上都是错误的。把冰藏起来，把垃圾收进门内，把门窗封死，这样的方法看似荒谬，但在面对疾病治疗时，很多患者和医者都容易犯类似的错误——他们希望症状快速减轻或者消失，他们只关注症状而忽略整体的健康。具体到银屑病，固然，关心皮损能否快速消退是人之常情，但皮损是身体内部问题表现在皮肤上的"信号"，不关注甚至破坏身体的整体健康换来的皮损"信号"消失，是得不偿失的，是绝对错误的，希望引起更多医者和患者的警惕。

本文讲了很多"象"，目的只有一个，希望大家通过"取象比类"，明白皮损只有少部分是单纯的皮肤问题，绝大部分是表现在皮肤上的内科病。对于"表现在皮肤上的内科病"，完全符合本文中提到的"外面的现象是里面的问题表现在外的信号"这一判断，治疗的大法都是解决身体"里面的问题"，掩盖"外面的现象"是错误的，在特别紧急的时候治标才是被允许的。

6.警惕错误治疗得效——"华其外而悴其内"

先来看一则案例：患儿沙某，男，10岁。患儿1周前进食辛辣刺激食物后，躯干皮肤出现红斑、丘疹，伴瘙痒，当地医院诊断为湿疹（不排除银屑病），为"压制"皮损，予口服、外用抗过敏药物治疗，疗效差，皮损未见明显减退，反而使身体内部出现更严重的紊乱。患者为进一步寻求治疗，于2022年7月1日入住广汗法病房。入院时主要症状有以下三方面：①精神差，乏力。②食欲差，食量少，大便不成形。③全身皮肤红斑、丘疹，伴瘙痒。

依据患儿病情陆续予以六君子汤加减、四君子汤加减、四君子加葛根汤加减治疗，配合中药热罨包、穴位贴敷、督灸、大灸、火龙药灸、中药封包、中药塌渍、杵针等综合治疗，目标是使患儿身体整体变好。治疗一段时间后，患儿病情出现如下变化：①精神好。②食欲明显增强，食量增加，大便正常。③全身红斑、丘疹及渗液明显消退，无新发皮损。患儿病情好转出院。

以下是来自患儿父亲的叙述：入院前孩子面色暗黄，乏力，食欲较差，不爱吃饭，大便不规律，平均两天1次，便色较深且黏腻不成形，全身皮损呈点滴型多发，四肢较重，之前治疗一味想让皮损快点儿消失，反而使孩子身体越来越差。入院整体调理4天后，大便规律成形，调理1周左右食欲增强，有饥饿感，体温较之前有所升高，四肢温热，精神状态良好。一共住院 13 天，孩子气色有明显改观，体重增加了 1kg，睡眠好，皮损也明显消退。

如果患者一直按照住院前的治疗方法治疗，只会"华其外而悴其内"，越治越坏。"华其外而悴其内"出自《伤寒杂病论·序》，语境如下："怪当今居世之士，曾不留神医药，精究方术，上以疗君亲之疾，下以救贫贱之厄，中以保身长全，以养其生。但竞逐荣势，企踵权豪，孜孜汲汲，唯名利是务，崇饰其末，忽弃其本，华其外而悴其内……"这段话的意思是：很奇怪，当今社会上的这些人，竟然都不重视医药，不精心研究医方、医术以便对上可治疗国君和父母的疾病，对下可解救贫苦人的病灾，对自己则可保持身体长久的健康。只是争着去追求荣华权势，踮起脚跟仰望着权势豪门，急急忙忙只是致力于追求名利，重视装饰那些细枝末节的东西，轻视养身的根本之道，使人的外表华丽而身体憔悴。

目前临床有很多时候是在做着"华其外而悴其内"的错误治疗。比如上述案例中一味治疗皮损，追求身体外在的美观，结果外在的皮损未见明显减退，反而使身体内部出现更严重的紊乱。临床中除了皮肤病，在治疗糖尿病时很多人也只关注血糖值的高低，而忽视患者身体内的整体情况；在治疗癌症时，只关注肿瘤的大小及其相关生化指标，而忽视患者身体内的整体状态……以上这些只针对症状、体征、指标的治疗，目标都是从外面"看起来很美"，符合张仲景在《伤寒杂病论·序》中提到的"华其外而悴其内"的"象"。正确的治疗应警惕"华其外而悴其内"，追求"为腹不为目"治疗的目的是让内部持续变好，而不只是急于从外面"看起来很美"，这与广汗法一直提倡的"中医治人，人治病"是完全吻合的。

二、根治的大道理

1. 天平以平为期——"无使过之伤其正也"

天平有两种状态，正和不正。正的状态有指标，即指针指向正中；不正的状态，需要进行复正，复正过程中一般先加大砝码，再加小砝码。复正时需注意，切忌从一种不正转向另一种不正——比如由左偏变成右偏。这种关于天平的象有三个要点：正即指针指向正中，不正即指针偏离正中，纠偏复正的时候要关注指针——指针越接近正中越要用纠偏力量小的砝码，千万不要让指针超过正中。

人有两种状态，健康与疾病，健康即正的状态，疾病即不正的状态。其实人体内有无数个天平，也就是正的状态有无数个指标，如食欲可控、大便正常、汗出正常等。不正的状态与之相对应，如食欲旺盛或差、大便干或稀、汗出多或无等，要对每个指标进行纠偏复正，复正过程中一般先采取纠偏力量强的治疗，后采取纠偏力量弱的治疗。纠偏的时候一定要警惕过中伤正，造成新的偏的局面。

先来看一个案例：患者张某，女，81岁。患者2009年患窦性心动过缓，时有房速，被诊断为"慢快综合征"。夜间最低心率仅37次/分，西医院准备为其安装起搏器。患者偶然看到《麻黄附子细辛汤加味治疗缓慢性心律失常60例》一文，并带着文章求医。某医按论文上的药物及剂量处方给该患者进行治疗，从2009年9月14日开始服药。3个月后做动态心电图检查，平均心率达到61次/分，最低心率由37次/分上升到43次/分，按所参考论文的标准已达显效。然该医生视附子为"抗衰老、抗氧化"之品，嘱患者继续服用。继服5个月后，患者开始足底麻木，第6个月出现足背麻木，第7个月感小腿疼痛，第8个月大腿出现疼痛。患者去神经内科就诊，被诊断为"小纤维神经病"。后求治于广汗法团队。治疗甚为棘手，可叹前医不知"大毒治病，十去其六"的原则。中医治病为纠偏，在纠正的时候却不可创造新的偏，须知"中病即止"。

不仅是药物治疗，在疾病后期进行饮食调养时，也要切记不可过量，正如《素问·至真要大论》中所说："久而增气，物化之常也，气增而久，夭之由也。"虽然水谷五味入胃后各归其所喜之脏，以增强相应脏器的生理功能，但如果长久地增补，又可使脏器偏胜，而导致新的疾病发生。

再来看一个案例：患者吕某，女，61岁，脾胃不适多年，自觉怕冷，食后不易消化，舌脉呈寒凉之象，依据病情予以大量热药治疗后患者仍觉怕冷。与其交谈时，患者回忆：2003年发现糖尿病，患糖尿病后出现燥热，觉得吃了水果舒服，就大量吃水果、喝蒲公英泡的水有六七年，然后出现怕冷，喜欢穿厚背心、被子也比平时多盖一层。这位患者由怕热转为怕冷，并产生了新的疾病——消化不良，也是纠偏过度的例子。需注意开始治疗时可以大力纠偏，但当治疗快接近"正"中时需要缓缓微调，否则就会矫枉过"正"。

《素问·五常政大论篇》曰："大毒治病，十去其六；常毒治病，十去其七；小毒治病，十去其八；无毒治病，十去其九。谷肉果菜，食养尽之。无使过之，伤其正也。"此处的"毒"即药物的"偏"，"病"指身体的"偏"。以毒治病，就是以偏纠偏。大毒指纠偏力量大的药物，常毒指纠偏力量平常的药物，小毒指纠偏力量小的药物，无毒指几乎没有纠偏力量的药物。关于以毒治病的象有三个要点："正"即治疗的目标，"病"即身体的偏，用"毒"纠偏复正的过程中要关注"正"的指标，指标越接近"正"时越要采取纠偏力量小的治疗，本文中所举的两个案例中都犯了"过之伤其正"的错误，所以《黄帝内经》中才会告诫"无使过之伤其正也"。

2. 保持高压锅状态——"温分肉，充皮肤，肥腠理，司开阖"

高压锅除了预防突发爆炸事故的装置——易熔片外，主要由锅盖、锅身、密封胶圈、排气孔和安全阀组成，这几种组件共同形成了高压锅的正常功能状态——密封完好，排气可控。排气还没开始的时候，使热气充满高压锅内，使之保持"温暖"状态。

《灵枢·本脏》云："卫气者，所以温分肉，充皮肤，肥腠理，司开阖者也。"这段话可以用高压锅的正常功能状态来理解。卫气首先可以"温"，与高压锅内部的温暖状态相对应；其次可以"充"，与高压锅内热气充满的状态相对应；再次可以"肥"，与高压锅的密封胶圈弹性好、密封完好的状态相对应；最后可以"司"，与高压锅的排气被管理得很好的状态相对应。

"温、充、肥、司"四者保证了高压锅内部核心区域的状态及高压锅内部靠近锅身、锅盖区域的状态，同时保证了高压锅锅身、锅盖表面的温热状态。

卫气属于阳气的一种。生于水谷，源于脾胃，出于上焦，行于脉外，其性刚悍，运行迅速流利，具有温养内外、护卫肌表、抗御外邪、滋养腠理、开阖汗孔等功能。卫气的防御功能，是指防卫免疫体系，及时消除外来的或机体内生的各种异物的功能，包括机体屏障、吞噬细胞系统、体液免疫、细胞免疫等。这是否可以用"温、充、肥、司"概括呢？笔者认为可以。

　　以高压锅状态类比，"温、充、肥、司"四者保证了人体内部核心区域的状态、人体内部靠近体表区域的状态，同时保证了人体体表的温热状态。从这三方面，将笔者擅长治疗的疾病分类：①人体内部核心区域易患的代谢类疾病。②人体内部靠近体表易患的结缔组织病。③人体体表易患的皮肤病。将卫气"温、充、肥、司"的"高压锅状态"引入这三类疾病的治疗，验之临床，取得了满意的疗效。

　　以下列举一则医案说明：

　　男性患者，51 岁，患 2 型糖尿病两年余。患者 2021 年年底劳累后血糖波动不稳，于当地医院就诊后给予甘精胰岛素 26U、门冬胰岛素三餐各 6U 进行降糖治疗。为进一步治疗，于 2022 年 6 月 17 日入住广汗法病房。入院时体重 75kg，基础体温 36.2℃，体质量指数 24.48kg/m^2。入院前每日注射胰岛素三餐各 6U，睡前 18U，一共 36U，血糖最高 11.2mmol/L，最低 4.2mmol/L，血糖波动较大。同时还存在以下问题：①乏力。②基础体温 36.2℃。③头部大汗出。④食欲旺盛。⑤大便日 1 次，偏黏，小便黄。⑥腹部及腿部凉。根据患者病情给予中药汤剂治疗，结合督灸、大灸、火龙药灸、穴位贴敷、药泥、针刺等治疗后，在治疗1周时停用三餐胰岛素，并且血糖较前平稳，最高7.2mmol/L，最低5.0mmol/L，治疗了两周左右患者停用全部胰岛素，并且血糖明确变好，空腹3.7mmol/L，三餐后5.7~6.6mmol/L，其他情况出现如下变化：①精神明显变好。②基础体温升高至36.5℃左右，体重减轻4kg。③头部多汗明显减少，可控。④食欲可控，食量减为原量的1/3。⑤大便日1~2次，顺畅，小便正常。⑥腹部及腿部凉明显缓解。

通过治疗，患者由原来的头部大汗变为出汗减少且可控，基础体温由36.2℃升高到36.5℃，腹部及腿凉症状也明显缓解，逐渐向"温、充、肥、司"的卫气正常功能状态转变，血糖在停用胰岛素的前提下也稳定向好。

3."春雨"解正汗——随风潜入一夜雨，沾衣欲湿漫山春

"随风潜入夜，润物细无声"这句诗生动地描绘了一场春雨，这场春雨也许有如下特点：①时间，持续时间长。②范围，分布范围广。③速率，雨下得快慢均匀、适中，不疾不徐。④程度，似下非下，似有若无。

我们把上面的诗句改为"随风潜入一夜雨，沾衣欲湿漫山春"，其中化用了以下诗句中的内容。以下诗句也可以帮助我们更好地理解这场春雨：①"小楼一夜听春雨，深巷明朝卖杏花"，这句诗中的重点是"一夜"（雨整晚下不停，形容时间之长）。住在小楼听尽一夜的春雨淅沥滴答，清早会听到小巷深处在一声声叫卖杏花。

②"春路雨添花，花动一山春色"，这句诗帮我们理解范围，其中的重点当是"一山"，春雨下遍满山，催开了漫山的花朵，形容春雨下得范围广。春路、春雨、春花、春色，整个山间呈现一片明媚的春光。③"柳絮风轻，梨花雨细"，这句诗中的重点是"轻"，细雨若柳絮纷飞，雨下得很从容，不紧不慢，轻轻暖风吹得柳絮纷飞，细细春雨打湿梨花。④"沾衣欲湿杏花雨，吹面不寒杨柳风"，其中的重点是"欲"，雨似下非下，似有若无，欲沾湿衣裳，一个"欲"字把雨量之小描述得淋漓尽致。上述这些诗句可以帮助我们更好地理解那场春雨的四个方面。

《伤寒论》桂枝汤方后注："令一时许、遍身、漐漐、微似有汗者益佳。"对人体正常的汗出提出以下几点要求：①出汗的时间，"一时许"，是希望汗出能持续较长时间。②出汗的范围，"遍身"，希望出汗的范围越广越好。③出汗的速率，"漐漐"，强调速率，即不疾不徐。④出汗的程度，"微似有汗"，出汗量要少，无限趋近于零。如果汗可以满足以上四点要求，那么汗便是"正汗"，它不仅仅能滋润全身的皮肤，还是人体健康的一种标志。

一位东北博士患者的体会可以帮助我们更好地理解身体内下的这场"春雨"，雨从身体内下到皮肤里面，润透皮肤，体现在皮肤外面即是"一时许、遍身、漐漐、微似有汗"，实际上体现的是身体整体的控制和协调能力。患者刘某，男，33岁，自述"在住院期间，我明白控汗的标准是：感觉不到皮肤凉。标准的几个方面：①时间角度：持久。②范围角度：全身，均匀。③速率角度：

不快不慢。④出汗的程度：'微似有汗'，无限趋近于零。我控汗的体会为①时机角度：最爱出汗的时候无汗，例如运动后、走路之后，以及吃饭、喝水后，身体无汗。②位置角度：最爱出汗的部位，包括前胸、后背、腋下无汗。这两个极端情况把握住，其他情况应该也能得到较好的控制。感受就是：手背抚摸，暖而不干，就应该是无汗、将汗、欲汗却又无汗，达到一滴汗出遍全身的效果。"

这场春雨的"象"可以帮助我们更好地理解正常的汗出。在治疗疾病时，以正常的汗出为目标，采用各种方法使机体整体恢复健康状态，这就是广汗法治疗各种疾病的核心机理。不论是各型糖尿病，还是银屑病，甚至癌症患者术后的治疗，我们都会用到"测汗"——测量目前的状态与正常汗出的距离，然后在正常汗出指引的正确方向上努力向前，在临床上取得了满意的效果。

4."煎饼"之象谈温度与银屑病皮损脱落

食物是靠什么熟的？温度。面饼是靠什么与鏊子分离的？温度。银屑病皮损是如何与人体分离的？是温度吗？以下详述。

笔者所在的城市，鸡蛋煎饼的摊贩遍布角角落落。鸡蛋煎饼制作的原理是什么呢？笔者找到一些山东煎饼制作的资料，机理大致相同。制作煎饼少不了"三大件"：鏊子、油擦子、篪（chí）子。鏊子，铸铁做成，平面圆形，大小形制不一，一般来说直径40cm的比较常用。在一些农村，人们还是习惯用玉米秸、麦秸或者木头、木枝在鏊子下面生火制作煎饼，这样摊出来的煎饼更香。油擦子，俗称油搭子、油布子，有用布缝制成的方形擦子，也有用玉米皮扎制而成的，里面渗着食用油。摊制煎饼前，先用油擦子擦涂鏊子，这样做是为了保持鏊子光滑，易于推动面糊，最重要的是可以防止煎饼粘在鏊子上揭不下来。篦子把面糊舀到热鏊子上后，用篦子左右摊开，使面糊均匀地铺一层在鏊子上，面糊遇热凝固粘连成张。煎饼制作的原理总结为：①鏊子给予的适当温度。②油擦子适当增加分离度。③篦子摊出的适当厚度。

　　面糊粘到鏊子上不容易揭下来的"象"，和皮损长在人体体表不容易揭下来的"象"很相似。那煎饼熟了容易从鏊子上揭下来的机理，是否可以提示银屑病皮损从人体体表脱落的治疗呢？一起来看一位患者的自述：本人男，35周岁，患银屑病13年，2022年6月2日开始接受治疗，按照张主任"无汗而热"的指示努力控汗、调整体温，但是体温一直在36.1℃左右上不去。6月25日下午拔智齿，并根管治疗两颗牙，第二天早晨测量基础体温37.7℃，感觉身体终于热起来了，还有些开心，因为多年都未发热，感觉自己体质比较差，对外界环境扰动无抵御能力。发热时无不适感，吃过早饭后微晕，于是休息，尤其是腰腿部用被子盖得比较严实，心情很平静，感受到上身及大腿有1到3秒钟的复杂感觉，贴近胀和微痛的感觉，然后感觉完全消失，入睡半小时到一小时醒来后，一会儿又可以睡着，除了吃午饭就是睡觉了，发热很奇怪，没有感觉到一丝冷意，反而感觉全身非常暖和，并且没有出汗，体温中午达到38℃，下午到37.8℃，睡了一天精神了。傍晚雨后，骑自行车到外面呼吸一下清凉的空气，感觉是物理降温的方法，晚上9点多体温37.2℃，晚上睡眠正常，到第 2 天温度维持在 37.0~37.3℃，精神状态好，除了根管治疗的部位胀胀的之外，无不适症状，习惯性地去摸一下胸前的粗糙皮损，一捏自然脱落，发现原来凸起的皮损明显变平。第 3 天早上体温回到 36.2℃，感觉体温降得好快，猜想跟前一天吃了寒性水果有关，大便稀，第 4 天早上发现肚子上的一块皮损周围有明显的散开痕迹。

从患者的自述里我们能看到他的这次发热很舒服，本来较多的出汗变得没有汗了，体温较平常明显升高，很多肥厚、顽固的皮损整体或者从边缘脱落，可惜吃寒性水果后体温又被迅速打回原形。该患者的这些情况和广汗法健康治疗体系里描述的"适当发热对于银屑病治疗有利"完全吻合。

这个适当发热让皮损脱离的机理，笔者分析与煎饼制作的原理极为相似：①身体内部提供的适当温度。②人体"无汗而热"的时候皮肤会适当出油促使皮损与体表分离。③适度发热时皮损会被摊平、变薄，起到了类似篦子的作用。煎饼制作原理给"适当发热"提供了三方面支撑，既能通过"取象比类"说清机理，又能在长期临床中反复验证，希望更多同道重视这一机制，为银屑病的治疗提供更多的方案。

附："可控发热疗法"临床辨析

临床上有一类患者不易发热、体温偏低，究其原因，其一是由于素体正气不足、反应能力低下，正邪无力交争；其二则是由于之前发热时错误或过度地使用辛散或寒凉药物。这类患者在临床上多见于静止期银屑病、扁桃体肿大、腺样体肥大等疾病，我们称其为"阴性疾病"，"可控发热疗法"为治疗"阴性疾病"的有效方法。

"可控发热疗法"是指通过药物、生活处方等措施对患者进行干预，在可控前提下，使不易发热及低体温人群重新恢复适度发热能力，使阴性疾病借助发热消散的治疗方法。此疗法源于笔者临床观察到很多疾病存在借由身体自然发热而变得易治的事实。

◇产生背景

中国科学院生物化学与细胞生物研究所陈剑锋研究组研究成果表明，当体温达到高热（38.5 ℃）及以上水平时，可以促进免疫细胞迁移到淋巴结和炎症部位，对先天免疫细胞与适应性免疫细胞在机体病原感染过程中的功能发挥至关重要，会促进炎症向愈，这一研究为"可控发热疗法"的临床提供了科学依据。

人类基础体温在1~2个世纪间有逐渐下降的趋势。斯坦福大学医学院教授朱莉·帕森内特及其团队的研究表明，自19世纪以来，成年人的平均体温逐年下降，170年间下降了0.4 ℃，从37.0 ℃下降至36.6 ℃。体温对人体有何影响？体温升高时，基础代谢率会随之升高，一般情况下，体温每升高1℃，基础代谢率会升高约13%。体温升高还可使中性粒细胞及巨噬细胞的功能增强，但体温高于42 ℃时反而降低。因此在很多体温不是很高的情况下急于退热，会使机体的防御功能降低。

通过升高体温可以治疗疾病吗？早在1886年，布希等就发现患有丹毒等高热疾病患者的癌症会自然消失。奥弗戈尔德等经过试验证明，正常细胞加热至 42 ℃左右时，其呼吸和糖的分解几乎不变；而在癌细胞内外，由于糖分解造成的乳酸蓄积，pH 逐渐下降，使细胞溶菌酶的活性增强，这会杀死癌细胞。迪克森也曾提出：热对癌细胞的破坏与免疫作用有关。癌细胞热死后的分解物会刺激免疫系统，间接抑制癌细胞的生长。日本国立感染病研究所以子宫癌细胞为对象的研究表明，高体温（39.6 ℃）对正常细胞无影响，却可以杀死癌细胞。全身热疗抗肿瘤机制研究成果表明，在一定范围内（不高于 42 ℃），全身热疗可促进肿瘤细胞凋亡、激发免疫系统活性、增强放化疗疗效、抑制肿瘤血管的形成及肿瘤转移。此外还有研究发现，发热可加快血液和淋巴循环，促进全身各组织器官的营养代谢，改善糖尿病微循环障碍，从而逆转糖尿病前期患者部分糖、脂代谢紊乱。种种研究结果表明，在安全范围内升高体温，不仅对身体没有损伤，反而使很多难治性疾病变得易治。这无疑为"可控发热疗法"的产生提供了理论支撑。

中医认为，近百年来人的体温逐年下降，一方面是由于社会环境等因素造成精神压力大、饮食作息不规律，反映在人体则表现为阴阳运行失常，阳气严重耗损，阳消阴长，阳气温煦不足导致体温降低；另一方面，见热退热的思维惯性使很多人对于感冒发热不加辨别地误用、滥用抗生素等消炎退热，亦损耗阳气。久而久之，体质发生了变化。《景岳全书·脏象别论》言："其有以一人之禀，而先后之不同者。如以素禀阳刚，而恃强无畏，纵嗜寒凉，及其久也，而阳气受伤，则阳变为阴矣。"多项流行病学调查结果显示，阳虚体质占偏颇体质前列，且数量呈上升趋势，社会环境等因素产生的阳不足可导致体温降低。这样的时代背景是"可控发热疗法"产生的前提。

实施步骤：确定患者是否为"可控发热疗法"的适应人群，确定患者所存在的问题，对其基本情况（如近几年发热情况、基础体温、出汗情况、精神、饮食、睡眠等）进行全面评估，判断其是否为"可控发热疗法"的适应人群。适应人群分为两类：一是不易发热、基础体温低的人群，二是阴性疾病且正在发热的人群。

针对患者的个人情况制订出具体、可操作的治疗方案（如具体方药、外治法、生活处方等），确立治疗目标。治疗方案：对于不易发热、基础体温低的患者给予"助热"（可以使用温热类方药，如二仙汤、温经汤、四逆汤等让身体变热），对于阴性疾病正在发热的患者给予"借热"（借着正在进行的发热使不易变化的阴性疾病获得改善）。治疗目标：对于不易发热、基础体温低的患者以基础体温升高为目标，对于阴性疾病正在发热的患者以阴性疾病消散为目标。

进行监测记录：在治疗过程中动态监测并记录患者的各项变化。对于不易发热、基础体温低的患者，监测基础体温并记录；对于阴性疾病且正在发热的患者，监测体温及阴性疾病症状的变化并记录。

◇验案举隅

案1　患儿余某，女，8岁，因"发热伴咽部肿大、疼痛两天"于2018年7月12日入住广汗法纯中医病房。患者两天前感受风寒后出现发热，体温最高38.8 ℃，给予物理降温、多饮暖水后，体温下降，今晨咽部疼痛剧烈，吞咽困难，咽充血，左侧扁桃体Ⅲ度肿大、右侧扁桃体Ⅱ度肿大，无脓性分泌物，咽峡部可见疱疹。患儿上身汗多，腰臀部及下肢凉。家长述此次发热前曾数年不发热。刻下：发热，体温38.6 ℃，精神不佳，身体无力，咽部疼痛剧烈，吞咽困难，平素大便干结，两日未行，小便正常。上身汗多，腰臀部及下肢凉。左关浮滑，右关浮紧，舌苔白腻，舌下暗瘀。西医诊断：扁桃体肥大。中医诊断：乳蛾（痰瘀互结证）。采用"可控发热疗法"治疗，方药使用升降散、甘草（单开）、苓甘五味姜辛夏杏加大黄汤，方药如下。升降散：蝉蜕6g，僵蚕9g，大黄6g，藿香3g。5剂，日1剂，水冲100 ml，早晚饭前各半剂。甘草20g，3剂，日1剂，泡水代茶饮，频服。苓甘五味姜辛夏杏加大黄汤：干姜、大黄、细辛、甘草各9g，南五味子、苦杏仁、姜半夏各8g，茯苓12g。5剂，日1剂起，渐加量，根据大便情况调整用药，水冲100ml，早午饭后各半剂。

在安全的前提下，千万不要急于退热。嘱其注意休息，监测体温，饮食清淡，保持大便通畅，如有不适，立即告知医护人员。

在治疗1周的过程中患者7月14日晨起体温38.2 ℃，7月15日晨起体温37.2 ℃。对发热没有进行干预。在1周内出现如下变化：①上身出汗减少，腰臀部及下肢转热。②扁桃体由左侧Ⅲ度肿大、右侧Ⅱ度肿大，变为双侧扁桃体Ⅰ度肿大。③咽峡部疱疹消失。④7月14日抗链球菌溶血素O测定值为653 U/ml，偏高，在7月19日复测抗链球菌溶血素O数值正常。

按：发热时没有急于退热，而是在可控前提下"借热"，以便更好地温通散结，使得扁桃体由入院前的左侧Ⅲ度肿大、右侧Ⅱ度肿大，变为双侧扁桃体Ⅰ度肿大，咽峡部疱疹消失。笔者认为，发热是人体第一道防线功能正常的体现，扁桃体的活跃是人体第二道防线功能正常的表现。扁桃体慢性肥大，是急性炎症时被不正当压制治疗导致的后果。发热意味着正气恢复、"正邪交争"活跃，这个过程会打破僵死的阴性疾病状态，出现肥大的扁桃体迅速变小的好结果。

案2 患者刘某，女，27岁。因"寻常型银屑病7年，加重1周"于2021年4月9日入住广汗法纯中医病房。患者自述7年前因感冒发热，输液治疗后，左下肢外侧出现散在皮损，上布白色鳞屑伴瘙痒，未予治疗。1月后皮损加重，蔓延全身，就诊于当地医院，诊断为寻常型银屑病，具体使用药物不详，皮损逐渐消退。1周前因劳累，全身出现密集性皮损，逐渐加重，平素怕冷明显，腹部、腰臀部及双下肢凉，上身易出汗。全身密集性斑丘疹，色红，密集分布在背部、腰臀部、腹部及四肢，皮损较厚硬，上布白色鳞屑，瘙痒明显，部分皮损干燥裂口明显。月经量少，色暗，有血块，肚子凉，患者自述七八年未曾发热。刻下症：精神可，食欲旺，睡眠差，易醒，牙疼，口干口渴，大便 1 次 / 日，时有偏干，小便正常。左关细弦缓，右关弦滑，舌苔白腻，舌下淡凝暗瘀。西医诊断：银屑病。中医诊断：白疕（寒湿瘀滞证）。采用"可控发热疗法"治疗，予温经汤变方、二仙汤，具体方药如下。①温经汤变方：川芎、赤芍、生甘草、当归、北沙参、肉桂、牡丹皮各 12g，五味子、吴茱萸、生姜各 18g，益母草 30g，姜半夏 15g。10 剂，日 1 剂，水冲服，早晚饭前各半剂。②二仙汤：仙茅、黄柏各 12g，知母、巴戟天各 6g，仙灵脾 15g，当归 9g。10 剂，日 1 剂，水冲服，早晚饭前各半剂。生活处方：向身热微汗的目标努力。

2021 年 4 月 20 日：患者怕冷减轻，双下肢及腹部较前转热，入睡晚、夜间易醒明显减轻，口干口渴减轻，皮损变薄变红，上火消失，牙疼消失，舌苔白腻，舌下淡凝暗瘀，在原方基础上将温经汤变方改为吴茱萸汤：吴茱萸、生姜各 15g，沙参 9g，大枣 8g。5 剂，日 1 剂，水冲服，早晚饭前各半剂。

2021 年 4 月 24 日：患者自述服药后牙疼、嗓子疼，故停二仙汤及吴茱萸汤，中午体温 38.1 ℃，恶寒怕冷，不出汗，头晕乏力，下午体温最高 38.7 ℃，由于体温较高，在之后的两天半内数次应急使用大青龙汤：桂枝、甘草、杏仁、大枣各 6g，麻黄 18g，石膏 24g，生姜 9g。要求服药后身热微汗。体温在 37.2 ～ 38.2 ℃波动。

2021 年 4 月 27 日：患者头晕、咽部疼痛及牙疼消失，怕冷减轻，腹部较前转热，一部分皮损明显变薄，一部分完全消退。达到此次治疗目的，满意出院。

按：该患者平素怕冷明显，腹部、腰臀部及双下肢凉，不易发热，不易出汗，结合舌脉，辨证为寒湿瘀滞证，患者自述七八年不曾发热，给予"助热"方案。经过一段时间的治疗，患者"气内蒸"，表现为发热持续两天半，患者的治疗进入坦途。银屑病皮损很快大部分消失，出汗变匀，健康状况良好。

小结

发热是机体"正邪交争"的外在表现。正气不足可导致"正邪无力交争"，临床可见阴性疾病状态。很多患者及医者不懂在可控前提下适度"发热"对人体的益处，错误地对待发热，这种认识需要得到纠正。

中医的核心是"中"，失"中"，人体的中和状态会被破坏，导致疾病发生。治疗时首先要"察色按脉，先别阴阳"，不易发热、体温低属于"阴"，需要"助热"，已经发热时需要在保证安全的前提下"借热"。"助热"和"借热"组成了可控发热疗法，使身体逐渐向"中"靠拢，恢复适当发热的能力，使疾病变得易治。

三、讨论根治的前提

1. 避免"鸡同鸭讲"是讨论的前提

"鸡同鸭讲"讲的就是两个人的语言不在同一个频道，根本无法讨论。

比如 2009 年在哥本哈根召开世界气候大会，要中国签订 IPCC 协议，通过限制发展中国家的碳排放来限制发展中国家的发展，针对公平的碳排放指标展开了激烈的争论：甲方认为全世界人均碳排放量一样才是一种公平的方案，乙方认为各国碳排放量一样才是公平。这个讨论评价碳排放方案的标准不同造成了沟通中"鸡同鸭讲"的局面。

如何避免讨论中的"鸡同鸭讲"呢？需要统一评价的要点和标准，比如统一评价碳排放的标准。

医学理论和事件中"鸡同鸭讲"的情况也有很多，比如：

（1）肥胖悖论

为什么对同一个词"肥胖"能产生两种截然相反的认识呢？"鸡同鸭讲"的点在于评价标准。"鸡"认为肥胖是许多疾病的保护因素，患有心脏病、糖尿病、肾脏病等的人群越"肥胖"，死亡率越低；"鸭"认为肥胖是许多疾病的危险因素，包括心血管疾病、糖尿病、睡眠呼吸暂停综合征、代谢性疾病、内分泌疾病、癌症、心理障碍等，越"肥胖"风险越高。"鸡同鸭讲"是因为评价肥胖的指标不同，"鸡"认为BMI超标就是肥胖，而"鸭"认为腰围、腰臀比超标才能算肥胖。BMI超标的有一部分是肌肉发达、体重超标却健壮的人，这些人不能叫"胖"，应该叫"壮"；而腰围、腰臀比超标的才是真正有害的中心性肥胖。综上所述，"鸡"和"鸭"讲的"肥胖"根本就不是一回事。

（2）耳鼻喉科伤医案

从2012年到2014年耳鼻喉科伤医案频发，为什么伤医案会频频出现在耳鼻喉科呢，是因为医患之间存在"鸡同鸭讲"的评价障碍。"鸡"方认为将病灶去除，结构正常便是治愈了；"鸭"方认为是鼻子舒服了、没有症状了才能叫治愈。患者鼻子很难受，医生诊断为鼻部肿瘤、鼻息肉等疾病，从手术本身来讲获得了成功，但患者不仅原先难受的症状没有消失，反而还出现了新的不舒服症状，这就是没有治愈。"鸡同鸭讲"的点在于评价的指标不同——一方的目标是生活质量的提升，另一方的目标是有形偏态的纠正，评价标准不同，造成了医患认识的冲突，导致了不该发生的悲剧。这些悲剧也应该促使医生反思医学的目的究竟是什么。

（3）中医评价方法

从疗效评价来讲，一方是采用随机对照实验研究进行评价，另一方是采用真实世界研究方法进行评价。前者针对的应该是有成熟的方法可以做对比的普通疾病，后者针对的更多是还没有好的治疗方法的复杂疑难疾病。从个体评价来讲，一方是以能量化地、可重复地解决特定问题的能力来进行评价；另一方是以看了多少患者、看好多少患者来进行评价。两者评价的标准应该是针对两类不同的大夫，前者针对的应该是针对单病种进行突破的研究型中医，后者针对的更多是全科型基层临床型中医。对于不同类型的中医，应该有不同的评价标准，这样才能避免"鸡同鸭讲"的尴尬局面。

"鸡同鸭讲"最主要的原因就是评价要点、评价指标、评价对象的选择不同，能意识到这些不同，才有可能避免"鸡同鸭讲"。

2."间苗"——试验田的成功有利于更多人获得根治

秋天是种植白菜的好时节，想获得优质高产的白菜，在每一个阶段都要采用不同的管理措施，"间苗"就是其中一项重要的措施。

白菜在幼苗时要多次间苗——一是每次间苗可除掉不同的杂株，白菜其他品种的杂株在小苗时很难分辨出，随着苗龄的增大才能分辨出来除掉；二是遇到恶劣天气部分苗受损可以及时移出；三是干旱年份通过多次间苗、晚定苗，使苗能相对均匀，一则遮盖地面、降低地温应对干旱，二则保持适当距离可以减少病虫害的发生。间苗是为了"留苗"，让这块菜地获得丰收。正如一首五律《间菜苗》中描述的：间菜西畴上，去留依法章。间苗的核心在于"留"。

如果把中医治疗某类肿瘤疾病当成一块"试验田"，每一个患者都是试验田里的"苗"，在整个临床研究过程中也要采取一定的管理措施，集中有限的资源和精力帮助每个患者获得很好的治疗，不让其脱落，成为"好苗"，以"好苗"的收成来判断疾病的治疗规律，保证"试验田"的成功。"试验田"成功的核心在于"判断脱落"。下面以一则案例来具体说明。

患者王某，男，66岁。患者1年前出现咳嗽，性质为干咳，偶咳痰。今年开始频繁咳痰带血，最近两个月咳嗽咳痰加重且痰中带血。同时患者还存在以下问题：①胸闷气短。②肩冷。③精神一般。检查结果示：右肺肿瘤中期，已扩散到淋巴，暂未扩散到其他地方。当地医院建议放疗或化疗，不做手术切除。患者家属想中医治疗，遂于2022年5月5日来诊。以小青龙汤为主治疗5日患者情况出现变化：①咯血消失，咳嗽减轻二成，咳痰减少。②胸闷症状无明显变化。③怕冷减轻、肩凉症状明显好转。精神、饮食、睡眠、大小便均可。在治疗期间，我们于2022年6月21日与患者家属进行了沟通，通过沟通，希望与患者家属达成一致，让患者的治疗得到家庭及社会生活方面的支持，沟通取得预期效果。治疗持续至 2022 年 7 月 26 日，患者各项症状均明显好转。80 天的治疗期间，先是极短时间咯血消失，接着怕冷消失、咳嗽减轻，再接下来气紧减轻。2022 年 8 月 19 日收到其儿媳的微信，首先感激并肯定了服药的变化，接着说：您的观察一针见血，家庭内部关系中几十年的顽疾无法更改。变则生痛，他们不愿意改，结局怕是已经注定了。可以看出，即使患者的治疗效果不错，但最终还是由于患者家属的不支持、不理解，使得患者终止了治疗。

很多人以为这类肿瘤很难治，但在临床上发现中医治疗很多肿瘤有不错的效果——不需要以专门治疗肿瘤的中药为主，单纯以"中医治人，人治病"的思路来治疗就可以取得很好的疗效。因此，可以将某类肿瘤作为独立临床项目进行临床研究。

临床研究项目相当于一块新品种白菜的"试验田"。对于"间苗"，应认真仔细地去设计、实施。比如，某类肿瘤疾病患者的各项身体指标、症状、体征、心理，特别是家庭和社会的支持等都要考虑。否则就会出现上述患者的情况，治疗效果很好，患者却因为缺乏家庭支持而自行"脱落"。此患者为自行"脱落"，如果他虽然有很多问题，却没有自行"脱落"，就需要我们来把他选出来"判断脱落"，排除在"试验田"之外。

可能会有人有这样的问题："苗"和"人"不同。苗可以做间苗，但是人不能被间掉——主动把患者间掉等于是在拒绝某些患者求医、不尊重患者求治的权利。关于这一点我们做过认真的考虑，把某些患者排除在"试验田"之外，有两个好处：第一个好处是，还会在其他的"田"里面认真地治疗他，充分地尊重他求治的权利；第二个好处是，不符合"试验田"要求的苗，移到其他田里栽培，留下符合要求的苗来保证"试验田"的成功，对于肿瘤这类项目来讲意义重大，"试验田"的成功会大大增强其他不合格患者的治疗信心，还可以在让他们由不合格变得合格中起到关键性的作用。

实际上，对于如肿瘤之类的复杂疑难疾病，很多患者及家属对中医持怀疑态度。因此作为医生，集中优势资源和精力把"试验田"种成功意义重大，把某些患者暂时移出"试验田"，貌似是把他间出去了，但从长远来讲是最终把他留在下一批"试验田"的必备步骤。

去留依法章，间苗的核心在于更长远的"留"。

第二章　从案例谈银屑病"根"治

一、走近银屑病

1.皮肤病是身体内部的信号灯

患者李某，男，34岁，山西人，患银屑病12年。12年前因为住的地方潮湿、工作压力大，李某头面部出现了一些散在的斑丘疹，上面有白色的片状鳞屑。在某皮肤病研究所诊断为银屑病，外用复方地塞米松软膏治疗了两个星期，皮损逐渐变薄消退，但停药后皮损复发。后来就诊于北京某医院，口服中药，外用卡泊三醇，治疗效果不佳，皮损蔓延至全身。后辗转多地治疗，皮损反复，时轻时重，迁延不愈，每因情绪不佳、天气转凉而加重。

1个月前因压力大，皮损进一步加重，出现了大量新起的疹点，全身可见散在大面积斑丘疹，上面有白色的鳞屑，头面部、背部及四肢的皮损密集，皮损厚硬，颜色暗红，干裂、瘙痒明显，刮去上面的薄膜可以看到小的出血点，最近新起了大量的疹点，黄豆至硬币大小，伴明显干裂、瘙痒。经多方打听，2020年10月10日来门诊就诊。患者现精神、饮食、睡眠都可以。除皮损外，该患者还存在以下问题：①平时怕冷明显，腹部、腰臀部及双下肢凉、不出汗。②头部及上身易出汗。③大便 1 天 1~2 次，不成形，小便正常。④因工作压力大，常有烦躁焦虑、容易心慌、手抖和出冷汗，肚子饿、劳累后上述症状加重，吃了饭后减轻。舌苔白腻，舌下淡凝暗瘀，左关细弦，右关缓滑。

李某怕冷明显、头部及上身出汗多，予以桂枝加龙骨牡蛎汤口服，帮助控制出汗，另使身体变热，具体方药如下：桂枝 15g，赤芍 15g，生姜 15g，甘草 10g，大枣 12g，煅龙骨 15g，煅牡蛎 15g。同时舌下暗瘀，皮损的颜色暗，予以益气逐瘀汤加味口服，温经散寒、化瘀通络，具体方药如下：当归 12g，赤芍 12g，生姜 18g，肉桂 12g，川芎 12g，牡丹皮 12g，姜半夏 15g，麦冬 30g，制吴茱萸 18g，北沙参 12g，甘草片 12g，鹿角胶 12g。服法：5 剂，日 1 剂，水冲服，早晚饭后分服，嘱无汗运动（长时间，慢动作），出汗部位予以控汗。

2020 年 10 月 15 日：全身较前转热，怕冷减轻，腹部、腰臀部及双下肢凉好转，上身、手脚心及额头出汗略减少。烦躁焦虑减轻，近日仍时有心慌、出冷汗，全身皮损逐渐变薄，脱屑增多，皮损较前转红、变润，瘙痒减轻，新起疹点逐渐减少，余同前。左关细弦缓，右关弦滑，舌苔腻减，舌下淡凝暗瘀。继续服用益气逐瘀汤，方药同前；桂枝加龙骨牡蛎汤翻倍：桂枝 30g，赤芍 30g，生姜 30g，甘草 20g，大枣 24g，煅龙骨 30g，煅牡蛎 30g。服法：7 剂，日1剂，水冲服，早晚饭后分服。

2020年10月23日：怕冷减轻，腹部及双下肢较前转热，自觉腰臀部明显凉，四肢皮损变薄、转红明显。全身皮疹逐渐变薄消退，脱屑减少，背部、腰部、四肢部分皮损偏厚硬，皮肤瘙痒进一步减轻，裂口逐渐愈合，余同前。左关弦缓，右关弦滑，舌苔白腻，舌下淡凝暗瘀减。腰臀部以下凉，予以桂枝加龙骨牡蛎汤合肾着汤口服，具体方药如下：桂枝30g，赤芍30g，生姜30g，甘草20g，大枣24g，煅龙骨30g，煅牡蛎30g，干姜60g，茯苓60g，白术30g，甘草20g。服法：7剂，日1剂，水冲服，早晚饭后分服。

2020年10月29日：身体较前转热，怕冷减轻，腹部、腰臀部及双下肢较前转热、时有微汗。上身出汗减少，手脚心及额头出汗偏多，时有烦躁焦虑，近日未出现心慌、手抖、出冷汗。晨起口干口渴明显。全身皮损无新起疹点，余同前。左关细弦滑，右关缓滑，舌苔腻减，舌下转红暗瘀减。继服桂枝加龙骨牡蛎汤合肾着汤，方药同前；患者晨起口干口渴明显，给予皮炎汤加味口服，滋阴润燥，清解郁热，具体方药如下：生地黄30g，牡丹皮10g，赤芍10g，知母10g，生石膏30g，淡竹叶10g，金银花10g，连翘10g，甘草6g，麻黄3g，黑顺片3g，细辛3g。服法：7剂，日1剂，水冲服，早晚饭后分服。

2020年11月6日：全身较前转热，有轻微怕冷，腹部、腰臀部及双下肢温热、时有微汗，四肢转温，上身出汗可控，手脚心出汗减少。大便1天1次，现已成形、顺畅，小便正常。烦躁焦虑减轻，已无口干口渴。全身皮损逐渐变薄变淡，大部分消退，露出白色的消退印迹，部分厚硬皮损逐渐变薄，基本无瘙痒，无新起疹点。继服桂枝加龙骨牡蛎汤合肾着汤及皮炎汤，方药同前。

后患者诸症好转，出院后继续在门诊巩固治疗。

按：患者在找我们就诊之前，用上外用的药皮损会有减轻的情况，但每遇天气转凉、情绪不佳都会再次加重。所以银屑病不是皮肤病，是身体内部出现了问题而反映在皮肤的信号，所以治疗不是把这个信号掩盖了，就宣布银屑病已经治愈了。我们在治疗过程中，如果皮损干、痒，也会使用一些外用的药物来缓解皮损的干、痒。但治疗的总体思路，还是要解决身体内部的问题，身体在整体变好的过程中，银屑病就会慢慢变好。

患者腹部、腰臀部及双下肢凉，这个是整体不足，整体的力量不够导致局部不通，郁而化热，所以上半身会出汗多。局部不通导致气机不畅，故时有烦躁焦虑，进而出现心慌、手抖和出冷汗。所以治疗过程中服桂枝加龙骨牡蛎汤帮助容易出汗的地方控制出汗；令不容易出汗的地方有出汗的能力，令其微微出汗，围绕"无汗而热"，此时身体的代谢处于旺盛的状态，会将体内的邪气驱逐。服用益气逐瘀汤及肾着汤补足整体、打通局部，治疗过程中出现晨起口干口苦，考虑郁热伤津，予以皮炎汤加减。身体内部的问题得以解决，银屑病皮损自然得到解决。

2.银屑病是汗出不正的结果

患者左某，男，50岁，广东人，患银屑病10余年。主诉为"头部大面积斑丘疹、鳞屑伴瘙痒 10 余年，加重 3 天"。

患者自述 10 年前因感冒，口服消炎药、输液等对症治疗后，头部皮肤起散在斑丘疹，当地医院诊断为银屑病，给予卡泊三醇等外用药物涂抹，疗效欠佳。因皮损增多，曾在广州、深圳、重庆等地多方治疗，每次都是短暂减轻后后期更重。3 天前因受凉皮损再次加重，全身散在大量银白色鳞屑、瘙痒明显，皮损厚硬，间有抓痕，为求进一步治疗，于 2019 年 5 月 26 日就诊于广汗法门诊。刻下可见：精神、饮食欠佳，睡眠差，大便日 1~2 次，偏稀、黏，上身汗多，下肢无汗偏凉，平素不易发热，全身散在大量银白色鳞屑、瘙痒明显，皮损厚硬，间有抓痕。舌质暗红，苔白厚腻，舌上有涎，舌下瘀。左关沉细，右关细缓。

中医诊断：白疕、半身汗。

治疗方案：入院后围绕着"阳气内蒸而不泄"的初期目标，调整生活处方，予广汗饮食代谢法，结合广汗法纯中医病房其他中医治疗，同时给予中药吴茱黄汤、甘草干姜汤、芪芍桂酒汤等治疗。服法：日 1 剂，水冲服，早晚饭后分服。嘱无汗运动（长时间、慢动作），出汗部位予以控汗。

2019 年 5 月 28 日：患者基础体温明显升高，身体处于热而无汗的状态，皮损出现剧烈瘙痒，随着瘙痒加重皮损渐变薄，色变红。

2019 年 6 月 9 日：身体整体状况得到极大改善，整体好转，患者满意出院，不仅皮损明显变薄、消退，而且入院时的大便稀在出院时已转为正常；入院时舌苔黄厚，出院时舌苔薄白；代谢指标都趋于正常；睡眠好转，汗出转匀，上半身汗出可控，下半身温热可见汗，身体整体转温，身体轻松，精神清爽。

2019 年 6 月 30 日随访：患者精神、睡眠、二便很好，身体明显较前热，皮损消退，所剩无几。

按：此过程中患者为什么会出现剧烈瘙痒？剧烈瘙痒，正是"阳气怫郁在表"所致。《伤寒论》第 23 条："面色反有热色者，未欲解也，以其不得小（不）汗出，身必痒，宜桂枝麻黄各半汤。"胡希恕在诠释第 23 条时说："热但是不出汗，水分出不来，憋到里边就会痒，直到抓破后，水出来痒就止，此种现象正是古人提到的阳气郁在表之象。"李心机这样解释："此属太阳伤寒表邪将解之象，此时，本当以小发汗之法，一疏即解。然而，因为失于小发汗，致使微邪郁表，故出现面色红赤之象、身痒症状，此为阳气怫郁在表（《伤寒论通释》）"。创造这种"阳气怫郁在表"的状态正可以治疗阴证银屑病。"阳气内蒸而不骤泄"是中，如果把"阳气怫郁在表"当作阳的话，"阳气内蒸而骤泄"和"阳气不蒸"便是阴。"察色按脉，先别阴阳"，治疗就是纠偏，偏阴的就需要创造一个"阳气怫郁在表"的阳热证，就是以阳治阴。治疗从纠偏开始，最终复正、持中，使身体达到"阳气内蒸而不骤泄"的状态。笔者临床中遇到的银屑病患者阴证居多，阴证银屑病从皮损来看：皮损厚、局限、色不红、不动。除了一部分初发的、播散的、发病急骤的可以在短时间治愈外，大部分需要长时间治疗。但治疗过程中出现由阴转阳的极端偏态——"阳气怫郁在表"的状态时，治疗进程会大大缩短。

利用"阳气怫郁在表"变化急剧"过动"的阳态打破阴证银屑病"过静"的偏态。这便是广汗法强调的"小病治大病""阳病治阴病",希望可以引起同道重视,共同研究"阳气怫郁在表"的治疗作用。

3.治疗疾病要抓住其本质

患者薛某,男,32岁,患银屑病11年、过敏性鼻炎3年。

2019年7月11日首诊:双上肢、下肢、腹部、背部遍布红色丘疹,上覆白色鳞屑,曾给予抗生素治疗,不易汗出,小腿偏凉。嘱咐停止服药,清淡饮食,忌食生冷发物。

2019年8月6日:患者皮损减轻,腹部皮损偏厚,身体疲乏,大便稀,不成形,1~2天一行,小腿凉,手上起皮,纳眠可,控汗可。给予麻附辛甘,麻黄、细辛、附子、甘草各3g。服法:2剂,2小时1次,服至午时停止。

2019年8月8日:患者眠少,大便稀,舌根疼,仍觉疲乏。继服麻附辛甘5剂,服法同前。

2019年8月13日:患者述上火,鼻子疼痒,汗出偏多,舌尖略红,舌下淡,但精神有所好转。给予四逆汤(附子15g、干姜15g、甘草15g)加细辛3g。服法:2剂,日1剂,早午饭后分服。

2019年8月15日:患者述眼睛痒、鼻子疼痒有所好转,控汗较好。继服四逆汤(附子15g、干姜15g、甘草15g)加细辛3g,5剂,服法同前。

2019年8月20日:患者自述控汗较好,喉咙不适,鼻子痒疼。给予四逆汤(附子15g、干姜15g、甘草15g)加细辛2g、蜈蚣

1g，2剂，服法同前。

2019年8月22日：患者述鼻子干疼，怕凉。给予四逆汤（附子15g、干姜15g、甘草15g）加细辛2g、蜈蚣1g，5剂，服法同前。

2019年8月27日：患者述鼻子好转，起口腔溃疡，有新起小皮损，舌下红，汗出减少。给予四逆汤（附子15g、干姜15g、甘草15g）加麻附辛（麻黄、附子、细辛各3g）。服法：2剂，2小时1次，服至午时停止。

2019年8月29日：患者身上出现身热、嘴巴疼、口腔溃疡、鼻子疼痒、眼睛痒等症状。面对这一系列的上火症状，我们予患者肾着汤加细辛10剂，具体方药如下：甘草30g，白术30g，干姜60g，茯苓60g，细辛2g。将息法服。

2019年9月3日：患者述口部不疼，鼻子不痒，舌苔薄，舌下淡，大便日1次，上火症状消失。给予肾着汤加细辛（剂量同前）加大黄2g，服用5剂，巩固疗效。

按：《金匮要略》言："肾着之病，其人身体重，腰中冷，如坐水中，形如水状，反不渴，小便自利，饮食如故，病属下焦，身劳汗出，衣里冷湿，久久得之，腰以下冷痛，腹重如带五千钱，甘姜苓术汤主之。"可见，甘姜苓术汤是一个散寒除湿的方子，属于温热方。

患者服用上述药物后，上火症状得到缓解。具体表现如下：身热减退、嘴巴疼痛消失、口腔溃疡好转、鼻子疼痒消失、眼睛不痒。

据此，我们可分析病情如下：

首诊时患者小腿是偏凉的，是不易出汗的，全身不见热象唯见寒象，下焦较明显。至四诊时患者全程服用麻附辛甘，上火症状日益明显。患者四诊之后至八诊时一直服用四逆汤加减，上火症状依然如故，但此时患者的上火症状唯见上焦，不见下焦。九诊后患者服用肾着汤加减后上火症状得到缓解。这是由于患者的热"郁"在上焦，而此时患者下焦是偏凉的，是不通的，我们使用肾着汤使患者的下焦得通、热郁得散，上火的症状自然减轻或者消失。《灵枢经·刺节真邪》言："上热下寒，视其虚脉而陷之于经络者，取之，气下乃止，此所谓引而下之者也。"则是对此病例最好的佐证。正如《史记·夏本纪》所言："禹乃遂与益、后稷奉帝命……以开九州，通九道，陂九泽，度九山……禹乃行相地宜所有以贡，及山川之便利。"大医治病譬如大禹治水，疏其不通则万物得生，"生生之源"之意通矣。

4.邪有出路才是治愈银屑病的关键

患者白某，男，39岁，山西人，患银屑病20年。患者说20年前没有什么原因，头部长出了1元硬币大小的鲜红色斑丘疹，感觉瘙痒，无鳞屑及渗液，在山西某医院诊断为银屑病，治疗多年，皮损时轻时重、反复不愈。3年前感觉多个关节疼痛不适，皮损加重，全身出现大面积斑片状斑丘疹，就诊于山西某医院，被诊断为关节型银屑病。治疗同样不是很顺利，3年来皮损顽固，变化不明显，经人推荐来门诊就诊。

患者现精神略差，食欲不佳，吃饭少，不欲饮水，睡眠正常。全身怕冷，腹部及下肢凉，平时背部出汗较多，小腿出汗较少。大便1~2天一行，偏干，排便不畅，小便正常，多关节疼痛。全身散在大面积斑片状斑丘疹，颜色红，较密集分布在胸腹部及四肢，身上皮损较厚，上布白色片状鳞屑，刮去上面的薄膜可以看见小的出血点，瘙痒明显，可见抓痕。脉左关细弦，右关细弦滑；舌尖红，舌苔白腻，舌下淡凝。患者多关节疼痛，给予口服治疼痛方，具体药物如下：制川乌6g，制草乌6g，细辛6g。12剂，日1.5剂，水冲服，早晚分服。全身怕冷，皮损遍布全身，较为厚硬，给予阳和汤口服，具体药物如下：熟地黄30g，鹿角胶9g，肉桂3g，炒芥子6g，甘草3g，炮姜2g，麻黄2g。12剂，日1.5剂，水冲100ml，早晚饭后服。

2022年3月25日：精神可，食欲改善，睡眠正常。全身怕冷减轻，腹部及下肢凉好转。大便1~2天一行，不干不稀、顺畅，小便正常，关节疼痛缓解。身上的皮损较前变薄，瘙痒减轻，可见抓痕，余同前。脉左关细弦，右关细弦滑；舌尖红，苔白腻，舌下淡凝。继服治疼痛方及阳和汤，方药及服法同前；予以口服二仙汤，具体方药如下：仙茅12g，淫羊藿15g，知母3g，黄柏12g，巴戟天6g，当归9g，仙鹤草30g。27剂，日1.5剂，水冲100ml，早晚饭后服。予以百合茯苓汤：百合70g，茯苓60g，知母3g，鸡内金18g。27剂，日1.5剂，水冲100ml，早晚饭后服。

2022年4月3日：精神可，食欲好，睡眠正常。身上基本不怕冷，腹部及下肢较前温热，背部出汗较前减少，小腿可微微出汗。

大便 1 次 / 日，不干不稀、顺畅，小便正常，已无关节疼痛。全身散在的大面积斑片状斑丘疹变薄、消退，瘙痒减轻，继续巩固治疗。

按：其实 20 年前银屑病已经给患者发出了信号——身体出现了问题，但后续治疗中没有去管理身体本身，而是针对皮损在表皮上做文章，这是治标不治本的，如果继续错误的治疗方向、使用不当的药物，那么对身体的损害将进一步加重，出现皮损加重及多关节疼痛。所以在对患者的治疗过程中，我们是围绕"无汗而热"进行的：先是使用温通的药物，令身体转热、怕冷减轻，而后控制其背部的汗多情况，令其身体处于旺盛的代谢状态，外加药物的帮助，使得身体变通，郁阻在体内的邪气疏散，气血条达，关节自然不疼，皮损自然变好。

为什么"无汗而热"能治愈银屑病呢？我们说，总体而言，银屑病患者体内都存在着产邪和散邪的非动态平衡，腠理的疏泄主管散邪；而外邪入里郁结于内、饮食不节、情绪失调则主管产邪，产邪多而散邪少，便会导致邪气的疏泄不及。邪气无法通过正常程序被疏泄，于是采取了应急措施，产生了银屑病皮损。通过周身微微出汗"给邪出路"，邪有出路则平衡重新建立。

所以，治疗上不是见皮损就只治皮损，不能见到痛就止痛，要知道它的来因和去路，才能从根本上解决问题。

5.疗效是中医说话的底气

患者贾某，男，23 岁，患银屑病两年余。主因"头部大面积斑丘疹、鳞屑伴瘙痒两年，加重 5 天"于 2019 年 7 月 13 日来门诊就诊。

现病史：患者两年前反复发作过敏性鼻炎、荨麻疹等疾病，对症治疗后，头部皮肤起散在斑丘疹，于当地医院诊断银屑病，给予卡泊三醇等外用涂抹治疗，疗效不佳，夏季过食寒凉、汗出过度后，皮损明显加重，冬季减轻，反复发作，并进行性加重。5天前吹风受凉后再次出现皮损加重，为求进一步治疗，遂前来就诊，以寻常型银屑病收入院。患者精神、饮食、睡眠可，大便1~2次/日，偏稀，小便正常，平素怕冷，遇冷正常皮肤起红色风团，全身汗少，皮肤偏凉，双膝关节、拇食指关节冷痛。全身散在大面积地图状斑丘疹，伴有鳞屑、瘙痒，较密集分布于腰背部、双肘部、四肢部，皮损边缘色白较厚，明显高于正常皮肤，上布白色片状鳞屑，间有抓痕。左关弦滑数，右关洪滑有力，舌苔白腻，舌上有涎，舌下淡。

既往史：既往反复发作荨麻疹，遇冷则起，遇热自然消退。否认高血压、糖尿病等慢性病史。

中医诊断：白疕。

西医诊断：寻常型银屑病。

中医中药辨证论治以祛湿散邪、温通化瘀为主，给予二仙汤，具体方药如下：仙茅12g，炙淫羊藿15g，知母6g，黄柏12g，盐巴戟天6g，当归9g。甘麦大枣汤加减：浮小麦80g，甘草30g，大枣30g，焦山楂15g，焦六神曲15g，焦麦芽15g。服法：4剂，日1剂，水煎服，200ml，早午饭前服。

2019年7月17日：患者精神、饮食、睡眠可，昨日大便两次，偏稀，小便正常，平素怕冷，后背、前胸汗出较多，下肢偏凉，脚踝凉明显，无汗。全身散在地图状斑丘疹，突出皮肤，边缘厚硬，其间遍布小红丘疹，抚之碍手，近日无新起小丘疹，伴有白色鳞屑、瘙痒，较密集分布于躯干部、四肢部，间有抓痕。脉细弦，舌苔白略燥，舌下淡凝。予四逆汤加减，具体方药如下：黑顺片30g，干姜30g，甘草30g，生地黄60g，炒鸡内金15g。服法：7剂，日1剂，水煎服，200ml，早晚饭前服。

2019年7月24日：患者精神、饮食可，瘙痒影响夜间睡眠，大便1次/日，偏干，小便正常，平素怕冷，颈部汗多，腹凉，腰部冷痛，小腿及皮损局部无汗，左膝关节疼痛。全身散在斑丘疹，伴有鳞屑，剧烈瘙痒，较密集分布于头部、腰背部、双肘部、左腿小腿部，皮损较厚，上布白色片状鳞屑，间有抓痕。左关弦滑数，右关洪滑有力，舌苔苔根腻，边有齿痕，舌下淡。给予桂枝茯苓丸，具体方药如下：牡丹皮12g，茯苓12g，桂枝90g，桃仁12g，赤芍12g。服法：7剂，水煎服，日1剂，200ml，早晚饭后服。

2019年7月31日：患者精神、饮食可，瘙痒减轻不影响睡眠，大便1次/日，偏干，小便正常，左膝关节疼痛较前好转。全身散在斑丘疹，伴有鳞屑、剧烈瘙痒，较密集分布于头部、腰背部、双肘部、左腿小腿部，皮损较厚，上布白色片状鳞屑，间有抓痕。左关弦滑数，右关洪滑有力，舌苔苔根腻，边有齿痕，舌下淡。效不更方，继续予桂枝茯苓丸3剂，服法同前。

2019年8月3日：患者精神、饮食可，睡眠中磨牙减轻，昨日大便1次，偏稀，小便正常，平素怕冷，后背、前胸汗出较多，下肢偏凉，脚腕凉明显，无汗。全身散在地图状斑丘疹，突出皮肤，边缘厚硬，其间遍布小红丘疹，抚之碍手，近日无新起小丘疹，伴有白色鳞屑、瘙痒，较密集分布于躯干部、四肢部，间有抓痕。脉细弦，舌苔白略燥，舌下淡凝。予四逆汤加减，具体方药如下：黑顺片30g，干姜30g，甘草30g，生地黄60g，炒鸡内金15g。服法：5剂，日1剂，水煎服，200ml，早晚饭前服。

2019年8月8日：患者精神、饮食、睡眠可。二便正常。自觉身体温热，全身汗出转匀。腹部温热，腰背部、腹部皮损边缘转红消退，明显中空，基底面颜色转淡，与正常皮肤融合。四肢部皮损转红变薄。头面部皮损边缘缩小。左关沉细滑，右关弦细，舌苔薄黄，边略有齿痕，舌下淡红。患者病情稳定，可办理出院。

按：患者贾某患银屑病两年，于2019年7月13日收治入院，住院20余天皮损明显好转。2019年8月13日患者感腰酸，眠差，食欲一般，睡前偶有咳嗽，再次找到我们，给予肾气丸饭后渐加量服用，小青龙汤备用，咳嗽时加服，经7天治疗后不适消失。2019年10月12日患者感右半身关节酸痛，左半身偏身汗多，而第三次就诊，辨证予以肾气丸、桂枝加附子汤，日1剂，水煎服，200ml，早晚饭后服，3天时间完全好转。其陪护家属见证了贾某的治疗全过程，信服于中医，于2019年10月15日因耳镫骨硬化症3年入院治疗，入院症见：耳鸣，眠浅，小腿凉，二便可，苔白腻，左关弦滑。对症给予温胆汤，渐加量，单开半夏、黄连，根据大便调整剂量，保证大便日 2~3 次，不干不稀。住院治疗 10 天时间，耳鸣好转九成，满意出院。患者是一个广大的群体，也是最有力、最权威的发言人，如果能让所有受益于中医的患者为中医代言，相信会收到一个"细胞分裂式"的、"爆炸式"的效果。

6. 病情不同阶段，治疗重点不同

患者谌某，男，54 岁，长期在广州居住，银屑病史 20 余年。患者自述 20 年前因居住地环境潮湿，会阴部出现红斑、鳞屑，先后于广州市某医院、北京市某医院等处诊断为银屑病，口服及外用药物不详，皮损逐步遍及全身。2018 年 4 月于我科诊断为红皮病性银屑病，间断于我科住院诊疗。2023 年 7 月 18 日这天再次找到我们，精神一般，食欲可，睡眠正常及小便正常，大便容易偏干。自觉畏寒明显，夜间口干口苦。全身遍及皮损，色红，瘙痒明显，Auspitz 征（银屑病的奥氏三联征）阳性。

既往史：2 型糖尿病史 18 年，平素规律口服阿卡波糖片、盐酸二甲双胍片、格列齐特片控制血糖，未规律监测血糖。地中海贫血 30 余年，高尿酸血症 10 余年，痔疮病史多年。

因患者病史较久，而且患者往来住院不易，先后入院治疗 5 次。患者前两次入院后主要着眼于皮损的情况，因皮损遍及全身，皮肤散热功能几近丧失，所以在治疗思路上就是外以苓甘五味姜辛夏杏汤、麻黄附子细辛汤等解表为主，内则调整寒热，先后使用防己地黄汤、益气逐瘀汤、乌梅丸、甘草干姜汤、百合地黄汤等药物。两次住院后头面部、腹部皮损有所变薄，但疗效不尽如人意。

待到患者 2022 年 7 月第四次入院后，思考患者病史日久，中医有"久病入络、久病入脏"的说法，所以面对这种顽固不退的红皮病，不能只是从皮肤考虑，反而是应该"先安未受邪之地"，内外一体来看患者的情况。即先将脏腑气血稳定，而后再一步步推动皮损的消退。所以在第三次入院治疗后首先针对患者的血糖进行干预，入院后监测血糖，餐前血糖控制平稳，维持在 6mmol/L 左右，餐后血糖则在 9~11 mmol/L。因患者反复描述大便极易干、夜间口干苦，并且每日全身要掉大量鳞屑，考虑为阴液亏损、津血不足在先，故予以大剂量口服中药增液汤（生地黄、麦冬、玄参各 30g）2~2.5 剂 / 日，当归饮子（川芎、赤芍、当归、熟地黄各 12g，荆芥、炒蒺藜、何首乌、黄芪各 9g，防风、甘草各 6g）1 剂 / 日。患者服药后描述大便顺畅，1~2 次 / 日，夜间口苦基本消失，但是口干变化缓慢。餐前血糖控制正常，餐后血糖维持 6~10mmol/L。

同时患者服药期间描述全身有热气蒸腾的感觉，测体温夜间最高在 38℃、最低在 37.4℃，这种情况持续 1 周左右。此时属于津血恢复阶段，皮肤得到滋养，有向好恢复的趋势，故不能给予退热处理，我们使用了麻黄附子细辛汤（麻黄、附子、细辛各 3g）1 剂 / 日以温里解表，用药后患者自述全身皮损处虽没有出汗，但是却有明确的出汗的感觉。同时住院期间予以外擦药物治疗以润肤祛屑，予以中药封包以去除顽癣，予以药物罐、电针等治疗以营养肌肤止痒，予以火龙药灸及中药热罨包等治疗以温阳散寒。此次住院治疗后患者全身皮损明显变薄，躯干部皮损明显消退，鳞屑基本消失，怕冷明显减轻。2023 年 7 月患者继续找到我们进一步治疗，此次皮损主要是四肢偏厚，继续予以增液汤口服，同时予以金匮肾气丸（大蜜丸）口服以调节血糖，后期因大蜜丸含有蜂蜜而改用金匮肾气片。

银屑病尤其是红皮病性银屑病，常累及体表达 75% 以上，表现为全身皮肤弥漫性潮红、浸润肿胀，并伴有大量糠状鳞屑，病程较长，易复发，不仅病情危重，而且治疗困难，预后不佳。

以本病为例，红皮病日久且伴有地中海贫血、2 型糖尿病等疾病，治疗的时候尤其重视原发病与基础病对本病的影响，这属"本"；反而皮损在这个阶段的治疗属于"标"。广汗法认为红皮急性发作期可予以西药对症皮损治疗；平稳期则以中药调节脏腑气血为主，注重标本兼治。在治疗中不能只看"标"而忽视身体的根本，不能看到银屑病就只管皮损的治疗，这样反而见效慢，甚至不见效。在本病例中，我们针对基础病进行干预后皮损出现了很好的改变，这就是这个思路很好的体现。

许多银屑病患者在经广汗法治疗期间，经常会出现发热的现象，此时不能一味见热即清热退热，我们要思考为什么会这样。广汗法认为，银屑病的皮肤功能是异常的，经过我们的中医药干预后，发热往往是皮肤功能恢复的过程中最常见的表现。这种可以归属于中医讲的"正气存内，祛邪外出"的范畴。此时在一定范围内（39.2℃以内）可以先准备好退热药，然后以多休息、多饮水的方式静养，让身体发挥应有的机能。

7. 发热为百病之源，误治为万病之本

患者渠某，男，32 岁，吕梁人，患银屑病两年。患者两个月前因咽部疼痛伴发热，于当地医院以退热针剂注射治疗两次，注射后全身汗出较多并热退。热退后 10 余日全身散在出现少量点滴状斑丘疹，上覆鳞屑，伴瘙痒。在当地医院诊断为银屑病，口服中药及注射长效青霉素治疗，皮损逐渐增多。两周前出现全身关节游走性疼痛，无关节变形及活动受限。为进一步治疗，于 2019 年 4 月 2 日就诊于广汗法纯中医门诊。刻下症：全身恶寒，下肢明显；平素汗出较多，尤以头背部明显；全身关节游走性疼痛，遇冷加重。脉左关弦紧，右关紧，舌质红，苔白腻。

患者游走性关节疼痛属于表证未解，邪气留恋于关节；平素恶寒及汗出较多，一是考虑感冒发热治疗不当，疏泄肌表；二是考虑患者体质问题，卫外不固。治以固卫疏表，予以桂枝二麻黄一汤，具体药物为：桂枝 8g，赤芍 6g，生姜 6g，麻黄 3g，杏仁 2g，甘草 6g，大枣 5g。

2019 年 4 月 3 日：嘱患者每日 15 点之前每隔 1.5 小时服药 1 次，从 0.5 剂起，每次服药在前次基础上多加 0.5 剂（广汗法之将息法），密切关注患者服药后的风险：心率、小便、睡眠、食欲、汗出（广汗法之"服麻黄五看"）。同时观察得效指征：汗出、关节游走性疼痛及身体恶寒的变化。当日共服药 5 剂，症状变化：①出汗逐步减少。②身体自觉有温热感，恶寒感明显减轻。③游走性疼痛较之前明显减轻。

2019年4月4日：共服药15剂。入院检查结果如下。丙氨酸氨基转移酶：94.2 IU/L（正常9~50 IU/L），偏高。抗链O：867 U/ml（正常值0~200 U/ml），较高。症状：①出汗可控。②身体温热感明显，下肢变温。③皮损肉眼可见回缩趋势。④游走性疼痛基本消失。⑤晨起自诉有黄痰，易咳出。

2019年4月5日：共服药23剂。4月6日共服药31剂。4月7日共服药39剂。症状：汗可控，下肢转热，皮损颜色变淡，全身皮损消退明显，游走性疼痛消失，轻微上火，咽部不疼。因服药量较多，食欲欠佳。

2019年4月8日：服药6天，共计服药122.5剂，桂枝共服980g，麻黄共服367.5g，赤芍、生姜、甘草各735g，杏仁共服245g，大枣共服612.5g。患者皮损基本全部消退。

2019年4月15日随访，患者全身汗出较少，偶有一过性关节游走性疼痛。舌苔腻偏右，舌质淡红。检查示抗链O：836 U/ml（正常值0~200 U/ml）较前降低。

2019年4月22日随访，诸症均好，抗链O：759 U/ml（正常值0~200 U/ml），继续降低。

按：先来强调本案的风险，广汗法治疗体系认为麻黄的核心功效是"发其阳"（语出《金匮要略》），通过"发其阳"实现其"发汗解表、宣肺平喘、利水消肿、宣通闭阻"等诸多功用。李心机教授解释小青龙汤时这样表述："用麻黄者，以麻黄发其阳故也，不用麻黄者，亦因麻黄发其阳故也。""发其阳"可以发心阳，也可以发肾阳。麻黄在使用时要格外注意以下不利影响：心律失常、小便不利、入睡困难、饮食障碍、汗出过多等。这些现象需要及时发现，出现时应立即停药，一般停药后这些症状会很快消失，桂枝二麻黄一汤的核心功效是轻发郁阳。桂枝二麻黄一汤出自《伤寒论》第25条，与其相关的是第23条的桂枝麻黄各半汤和第27条的桂枝二越婢一汤。《伤寒论》第48条"设面色缘缘正赤者，阳气怫郁在表，当解之熏之"中"阳气怫郁在表"可以高度概括第23、25、27三个条文病机，即都是表郁轻症，因失治误治（发汗过度）导致正气有损而无力使余邪全除，或者旧邪已去，复感少量新邪，少量邪气扰于肌表，与正气呈相持状态。与这三方表郁轻症病机相对应的治法便是"轻发郁阳"，这三方都属于"轻发郁阳"的经方。

该患者选用桂枝二麻黄一汤的关键在"阳气怫郁"的量和"怫郁在表"郁的程度。如果"阳气怫郁"的量更多，选择桂枝二越婢一汤，郁闭的程度更重则选择桂枝麻黄各半汤。桂枝二麻黄一汤则相对重用桂枝汤，目的在"固卫"，少佐麻黄汤来"疏表"，故开闭的程度不及桂枝麻黄各半汤；用了麻黄和杏仁的配伍而没有用麻黄和石膏配伍，故只是靠开腠攻表来发散阳，还没有到边开边清的程度。广汗法体系经常在谈"发热为百病之源，误治为万病之本"，该患者银屑病发病就与感冒误治有关。患者平素汗出较多，肌腠本就疏松，虽有表证，但"大汗之"属于明显误治，而关节游走性疼痛，一是邪气未得正常去除，二是汗后复感风寒之邪引起的。针对误治发热带来的复杂情况，"轻发郁阳"兼顾了不可不表与不可过表，是较好的选择。本案中桂枝二麻黄一汤以将息法取得快速的效果，就是既强调了"表证"的存在，同时关注到了不可过于表散。

广汗法体系对抗链O的一点探讨：抗链O的变化，提示的是正气抗邪能力的强弱。患者大多有生活、工作中的长期受寒史，或者误汗后复感风寒之邪的经历，已经有邪，并且正气有能力与邪抗争，才会使抗链O升高。这类患者经过广汗法精准的治疗后，有邪先攻邪，邪去正自安，不仅皮损明显减轻，甚至迅速消退，抗链O检验数值随着"邪去正安"的进程也会恢复正常。

二、分类剖析银屑病

1.儿童银屑病

（1）儿童银屑病，要注意全方位辨证

患儿李某，女，山西人，年仅7岁，却患银屑病已3年余。据孩子的父母说，3年前没发现有什么原因，孩子的右小腿外侧出现了1元硬币大小的鲜红色斑丘疹，伴有瘙痒，没有鳞屑及渗液。在一个诊所诊断为银屑病并喝了点中药，至于喝了什么药，因为隔的时间比较长，也记不清了，喝了药后皮损就消退了。1个星期前因为饮食不注意，全身又出现了大面积斑片状斑丘疹，较3年前严重，后经他人介绍来门诊就诊。

孩子的精神、睡眠正常，食欲差，平时背部出汗较多，小腿不易出汗，感觉肚子及腿部凉。大便6～7天一行，偏干不畅，小便正常。全身散在大面积斑片状斑丘疹，颜色红，胸腹部及四肢的皮损密集、较厚，上布白色片状鳞屑，刮去上面的薄膜可以看见小的出血点，皮损处瘙痒明显，其上可见抓痕。脉左关细弦，右关细弦滑，舌尖红，苔白腻，舌下淡凝。

孩子的皮损较厚，且舌下淡凝，予以三甲散口服以软坚散结、活血消瘀，具体药物如下：醋鳖甲10g，炒鸡内金10g，醋龟甲10g。因孩子感觉肚子及腿部凉，予以理中汤加减以驱寒散邪、温通化瘀。具体药物如下：白术45g，北沙参45g，干姜45g，甘草片45g，莪术18g，赤芍45g。予以续命汤，具体药物如下：干姜9g，甘草片9g，生麻黄9g，苦杏仁4g，桂枝9g，当归9g，沙参9g，石膏9g。服法：5剂，日1剂，早午饭后分服。

2023年4月25日：孩子精神、睡眠正常，挑食，纳少，腹部及下肢凉较前减轻。近期大便了1次，不干不稀，但仍量少、不畅。皮损干燥处较前变润，部分皮损较前变薄，余同前。脉左关细弦，右关细弦滑；舌尖红，舌苔白腻，舌下淡凝。孩子腹部及下肢怕凉、大便量少、不畅，结合舌苔白腻，考虑寒湿瘀滞所致，其中湿邪偏盛，予以木防己汤加减以化饮行水、散结除湿、温阳活血，具体方药如下：防己15g，桂枝15g，沙参20g，茯苓20g，芒硝16g。7剂，日1剂，早午饭后分服。

2023年5月2日：孩子精神、睡眠正常，食欲较前好转，腹部及下肢可觉温热，背部出汗较前继续减少，小腿可微微见汗。现大便偏稀、顺畅，大便基本可以做到每天一行。孩子背部及胸腹部的皮损较前明显变薄、变软，瘙痒减轻，抓挠减少，皮损裂口减少，近日无新起疹点。继服木防己汤同前、理中汤加减（白术15g，北沙参 15g，干姜 15g，甘草片 15g，莪术 6g）。各 7 剂，日 1 剂，早晚饭后分服，两药服用间隔 20 分钟。同时加服小青龙汤加味，具体方药如下：生麻黄 3g，桂枝 3g，干姜 3g，五味子 3g，赤芍 3g，甘草 3g，姜半夏 3g，细辛 3g。7 剂，日 1 剂，早午饭后分服。患者诸症好转，予以继续巩固治疗。

按：患儿 3 年前银屑病初次发作，原因尚不明确，但结合此次就诊的症状，此次发病考虑与寒湿有关。孩子平时挑食、纳少，是与湿邪相关，体内既然有湿，为何初诊时大便会偏干、不畅呢？结合舌脉，应是湿邪阻滞，导致水液运行障碍，停滞体内，进而导致了大便偏干、不畅。体内的湿邪郁阻，略有化热，故舌尖红、背部出汗较多；但整体来说，主要还是寒湿阻滞，体内阳气不用，平时腹部及下肢凉。治疗过程中温阳行水，诸症好转，证明了治疗思路是正确的。故不可见大便干就妄用承气、增液类。临床上，应四诊合参，综合分析，辨证论治，不能以偏概全、管中窥豹，妄下结论。体内寒湿得除，身体恢复到健康的状态，则皮损自然变好。

（2）儿童银屑病，肺与大肠是切入点

患儿陈某，男，9 岁，内蒙古人，银屑病 3 年余。3 年前无明显诱因右上肢和背部出现散在斑丘疹，于内蒙古某医院诊断为寻常性银屑病，口服复方甘草酸苷片及外用他克莫司软膏等药物，皮损间断发作，时轻时重。1 月前无明显诱因皮损加重，背部、腰臀部及颈部出现大面积斑丘疹连接成片，2022 年 1 月 8 日就诊于广汗法中医门诊。刚见到患儿时，患儿表现为偶有干咳、无痰，大便 1~2 天一行、偏干不畅，小便正常。平素怕冷明显，腹部、腰臀部及双下肢凉，颈部、面部易出汗。颈部、背部、腰臀部皮损厚硬。

2022年1月9日：因患者腹部、腰臀部及双下肢凉，予以口服温经汤，具体方药如下：川芎12g，赤芍15g，当归12g，沙参12g，肉桂12g，牡丹皮12g，生姜12g，姜半夏15g，吴茱萸18g，麦门冬30g，甘草15g。7剂，日1剂，早晚饭后分服。因患儿偶有干咳，予以小青龙汤加二石加减，具体用药如下：生麻黄3g，桂枝3g，干姜3g，五味子3g，细辛3g，生石膏2g，石菖蒲2g，地龙6g，蝉蜕6g。7剂，日1剂，早晚饭后分服。患者大便偏干不畅，予以口服百合茯苓汤，具体药物如下：炒鸡内金18g，茯苓60g，生地黄50g，百合70g，大黄2g。7剂，日1剂，早晚饭后分服。

2022年1月10日：患儿16：30无明显诱因出现发热，稍有畏寒，无鼻塞、流涕，偶有干咳无痰，无呼吸困难，体温最高为37.7℃，无恶心、呕吐，无腹痛、腹胀、腹泻，无皮肤皮疹。嘱家长予以小青龙汤加二石，予频服，两小时1次。

2022年1月11日：患儿服药后体温恢复正常，偶有干咳无痰。大便1次，较前通畅。

2022年1月17日：患儿微有鼻塞、流清涕。大便1次，成形且顺畅。患儿身体较前转热，四肢凉好转，皮损逐渐变薄。给予口服小青龙汤加减，具体药物如下：生麻黄3g，桂枝3g，干姜3g，五味子3g，细辛3g，生石膏2g，地龙6g，蝉蜕6g，赤芍3g，甘草3g，半夏3g。4剂。予以桂枝加龙骨牡蛎汤，具体药物如下：桂枝

15g, 赤芍15g, 生姜15g, 大枣15g, 煅龙骨15g, 煅牡蛎15g, 甘草10g。4剂, 日1剂, 早晚饭后分服。

2022年1月20日：患儿服药后大便成形、顺畅, 小便正常。已无咳嗽、流涕。全身怕冷较前明显减轻, 头部、背部、四肢部分厚硬皮损逐渐变薄、消退明显, 无新起疹点。患者腹部、腰臀部及双下肢较前明显减轻。继续予以口服温经汤, 具体方药如下：川芎12g, 赤芍15g, 当归12g, 沙参12g, 肉桂12g, 牡丹皮12g, 生姜12g, 姜半夏15g, 吴茱萸18g, 麦门冬30g, 甘草15g。7剂。继续给予口服小青龙汤加减, 具体药物如下：生麻黄3g, 桂枝3g, 干姜3g, 五味子3g, 细辛3g, 生石膏2g, 地龙6g, 蝉蜕6g, 赤芍3g, 甘草3g, 半夏3g。7剂。予以桂枝加龙骨牡蛎汤, 具体药物如下：桂枝15g, 赤芍15g, 生姜15g, 大枣15g, 煅龙骨15g, 煅牡蛎15g, 甘草10g。7剂。服法：日1剂, 早晚饭后分服, 两药中间间隔20分钟。

2022年1月22日：患儿精神、睡眠、饮食可, 二便正常。已无咳嗽、流涕。全身较前转热, 腹部、腰臀部及双下肢转热。上身出汗可控。全身皮损大部分消退, 变薄回缩明显, 露出白色消退印迹, 无新起疹点。患儿及家属对疗效满意。

按： 张英栋教授认为, 应当从儿童生长发育的角度去看待疾病, 相对成人银屑病而言, 儿童银屑病更容易取得疗效。中医认为, 儿童疾病有"肺常不足"的特点, 即儿童呼吸系统相关的疾病多发、好发, 常见的有咳嗽、发热、鼻炎、腺样体肥大、扁桃体肿大等疾病。而许多时候由于喂养不当，急发病往往容易拖成慢病。从中医角度而言，"肺主皮毛"，即皮肤系统的主要功能和肺的功能息息相关。许多银屑病患者先是出现感冒发热、喉咙肿痛等问题后又出现了银屑病。尤其是儿童银屑病中不少家长都会带孩子去医院进行扁桃体摘除术。扁桃体在儿童时期属于发挥免疫功能的重要器官之一，同时也是反映身体疾病的一面镜子。如果看到扁桃体肿大就去摘除，而不是去调整患儿的免疫功能，那么结果就是缘木求鱼。临床上有太多的儿童银屑病案例，都是摘除扁桃体后银屑病短时间减轻，但是再次发作后比之前症状更严重，也更难治。面对这种情况，治疗上就是从肺论治。所以我们会看到在这一类的案例里，用到了小青龙汤加减来解决患儿呼吸系统的问题。

儿童生长发育另一个常见的问题就是大便偏干的现象，这也是很多家长非常头疼的问题。现在社会上对肠道健康越来越重视，也有大量研究表明肠道健康和皮肤健康的关系十分密切。中医有"肺与大肠相表里"的说法，张英栋教授在治疗儿童银屑病的临床实践中发现，儿童银屑病的便秘症状较为普遍。对于这类情况最好是就大便秘结的问题进行干预，而不是只针对皮损去用药，疗效也是非常满意。当然，便秘的中医药辨证属于相当专业的内容，最好是在专业人员的指导下进行。

（3）儿童银屑病，扁桃体是机体抗邪的第二道防线

患儿余某，女，8岁，主因"发热伴咽部肿大、疼痛两天"，于2018年7月12日就诊。小患者两天前感受风寒后出现发热，最

高38.8℃，给予物理降温、多饮温水后，体温下降，今晨咽部疼痛剧烈，吞咽困难，咽充血，双侧扁桃体Ⅱ度肿大，无脓性分泌物，咽峡部可见疱疹，为求进一步诊治，就诊于广汗法门诊。刻下症见：发热，体温38.6℃，精神不佳，身体无力，咽部疼痛剧烈，吞咽困难，平素大便干结，现已两天未行，小便正常。上身汗多，腰臀部及下肢凉，不出汗。左关浮滑，右关浮紧，舌苔白腻，舌下暗瘀。

中医诊断：乳蛾。给予广汗法系统治疗，使用升降散，方药如下：蝉蜕6g，僵蚕9g，大黄6g，藿香3g。5剂，日1剂，水冲100ml，早晚饭前各半剂。甘草20g，3剂，日1剂，泡水代茶饮，频服。给予苓甘五味姜辛夏杏加大黄汤，方药如下：干姜、大黄、细辛、甘草各9g，南五味子、苦杏仁、姜半夏各8g，茯苓12g。5剂，日1剂起，渐加量，根据大便情况调整用药，水冲100ml，早午饭后各半剂。

生活处方：在安全的前提下，千万不要急于退热。嘱其注意休息，监测体温，饮食清淡，保持大便通畅。

2018年7月14日：患者精神不佳，身体无力，晨起体温38.2℃，咽部疼痛剧烈，吞咽困难，不欲饮食，大便1次，干结，小便正常。上身汗多，腰臀部及下肢凉、不出汗。咽充血，双侧扁桃体Ⅱ度肿大，无脓性分泌物，咽峡部可见疱疹。检验结果回报：肺炎支原体血清学试验阳性（1∶40）；抗链球菌溶血素O测定653 U/ml，偏高，择日复查。治疗不变。

2018年7月15日：患者精神好转，晨起体温37.2℃，咽部疼痛减轻，不欲饮食，昨日服苓甘五味姜辛夏杏加大黄汤 2 剂，大便 1 次，偏稀，小便正常，上身汗多，腰臀部及下肢凉、不出汗，咽充血，双侧扁桃体Ⅰ度肿大，无脓性分泌物，咽峡部疱疹缩小。余无不适。

2018 年 7 月 17 日：患者精神、睡眠可，食欲较前好转，咽部微有疼痛，有痰，腹部较前转热，昨日大便 1 次，成形，小便正常。上身出汗较前减少，四肢、腰臀部及下肢转热、不出汗。咽无充血，双侧扁桃体Ⅰ度肿大，咽峡部疱疹消失。舌苔白腻，舌下淡凝，左关细弦，右关浮滑。患者咽部疼痛减轻，已无发热，停用升降散，大便时有偏干，给予苓甘五味姜辛夏杏加大黄汤继服，方药同前。

2018 年 7 月 19 日：患者精神、饮食、睡眠可，体温正常，咽部已无疼痛，腹部逐渐转热，昨日服药 3 剂，大便 1 次，偏稀，小便正常。上身出汗减少，腰臀部及下肢转热。咽无充血，双侧扁桃体Ⅰ度肿大，无脓性分泌物，咽峡部疱疹消失。舌苔薄白腻，舌下淡，左关细弦，右关缓滑有力。检验指标基本恢复正常，家长对疗效满意。

按：发热时没有急于退热，而是把发热利用起来，以便更好地温通散结，这也是广汗"发热诱导疗法"的一种具体使用，治疗结果是扁桃体由入院前的双侧Ⅱ度肿大变为双侧Ⅰ度肿大，咽峡部疱疹消失。发热为什么可以治疗扁桃体肿大呢？广汗法认为，发热是人体第一道防线功能正常的体现，扁桃体的活跃是人体第二道防线功能正常的表现，皮肤皮损的出现是人体祛邪外出的第三道防线。而扁桃体的慢性肿大，正是由于急性炎症时被不正当压制，机体第二道防线启动的结果。发热意味着正气恢复、"正邪交争"，这个过程一般会第一道防线连带第二道防线活跃，此活跃过程会打破僵死的肿大状态，"阳证治阴证""急病治缓病"，当出现慢性扁桃体肿大迅速变小的好结果时，皮损的治疗也会趋好。

（4）儿童银屑病，扁桃体大疏通郁热是关键

患儿张某，女，8岁，山西人，患银屑病两年。两年前一场感冒后，右脸上长出黄豆大小鲜红色斑丘疹，上面有鳞屑，伴有瘙痒，没有渗液，在哈尔滨某医院诊断为寻常型银屑病。给予口服复方甘草酸苷片、淮杞黄颗粒、银屑颗粒及中药（具体不详）等，同时外用臭氧膏、全蝎软膏、蜈黛软膏等涂擦后皮损消退。2022年10月26日找来门诊就诊，家长说一个星期前不知什么原因，全身突然出现散在的大面积斑丘疹，希望寻求中医的帮助。

患儿现精神、睡眠好，食欲一般。头、背部易出汗，腰臀部及双下肢偏凉。大便1次/日，时干时稀，小便正常。平素易起口腔溃疡，咽部易肿大。现咽部肿大、疼痛。全身散在大面积斑片状斑丘疹，色暗红，较密集分布在头面部及四肢，头部的皮损较厚，上布白色片状鳞屑，刮去上面的薄膜可见小的出血点，瘙痒明显，其上可见抓痕。脉左关细弦，右关细弦滑；舌质淡尖红，苔白腻，舌下淡凝。

患儿头部的皮损较厚、颜色暗红、舌下淡凝，考虑瘀血阻滞，给予三甲散口服，具体药物如下：鳖甲5g，鸡内金5g，龟甲5g。颗粒剂，3剂，日1剂，水冲400ml，早晚饭后服。腰臀部及双下

肢偏凉；头、背部易出汗，咽部肿大、疼痛，结合舌脉，考虑整体不足、局部不通，致郁而化热，给予桂枝汤补足整体、疏通局部，具体方药如下：桂枝 15g，赤芍 15g，生姜 15g，甘草 10g，大枣 12g。10 剂，日 2 剂起，渐加量，每日增服 1 剂，水冲 100ml，早午晚饭后服。

2022 年 11 月 2 日：患儿精神、睡眠好，食欲较前改善。头、背部出汗明显减少，腰臀部凉仍较明显，双下肢凉较前减轻。大便 1~2 次/日，不干不稀、顺畅，小便正常。近期无口腔溃疡，咽部肿大、疼痛较前减轻。全身散在的大面积斑片状斑丘疹逐渐变薄，少量鳞屑，伴瘙痒，色红，主要分布在头面部及四肢，头部皮损逐渐变薄，间有抓痕。脉左关细弦，右关弦滑；舌质淡尖红，舌苔白，舌下淡。继服三甲散及桂枝汤，方药及服法同前。

2022 年 11 月 8 日：患儿精神、睡眠好，食欲基本恢复正常。头、背部出汗进一步减少，腰臀部及双下肢凉较前减轻。大便 1~2 次/日，不干不稀、顺畅，小便正常。近期无口腔溃疡发作，咽部疼痛基本消失，咽部肿大明显改善。周身散在斑片状斑丘疹继续变薄，显著回缩，伴少量鳞屑、轻度瘙痒，色淡红。集中分布在头面部及四肢，间有抓痕。脉左关细弦滑，右关弦滑；舌质淡红，苔薄白，舌下淡。因患儿腰臀部及双下肢仍凉，给予桂枝人参汤合四逆汤口服，具体方药如下：生白术 15g，干姜 24g，甘草 32g，党参 15g，桂枝 20g，附子 6g。6 剂，日 1 剂起，渐加量，每日增服 1 剂，水冲 400ml，早晚饭前服。

2022年11月15日：患儿精神、食欲及睡眠好，头、背部出汗基本可控，自觉全身温热，腰臀部轻度温热，双下肢温热明显。大小便正常，入院20天未出现平时易发作的口腔溃疡，咽部已无肿大、疼痛。周身散在斑片状斑丘疹显著变薄、回缩，部分消退，伴少量鳞屑，无瘙痒，色淡红。诸症好转，进一步巩固治疗。

按：患儿初诊时症状复杂，有寒有热，有虚有实，该从何下手？分析如下：孩子腰臀部及双下肢偏凉，此为整体不足；整体运化不足导致局部不通，郁而化热，故头、背部易出汗，平素易起口腔溃疡，咽部易肿大，皮损颜色暗红。大便时干时稀，考虑整体不足，但郁热不甚时大便易稀，郁热加重则大便易干。经分析可知局部不通所致的热象是因整体不足而来，故治疗时不必侧重清热，补足整体、疏通局部则热自散。整个治疗过程中未专门清热，把郁热疏通后，整体则处于温通状态，不仅皮肤病好了，皮损颜色也由暗红到红再到淡红，且扁桃体也不肿大了，口腔溃疡也好了，正可谓：治一病而多样病除。

正气存内，邪不可干，皮损好不算好，身体好才是真的好。

（5）儿童银屑病，要关注脾胃及生长发育

患儿梁某，女，10岁，由于"全身皮肤散在红斑、鳞屑伴瘙痒两月余"于2018年2月6日就诊于广汗法中医门诊。患者2018年12月因感冒后咳嗽、发热，服用退热药、泡澡后出现全身皮肤散在斑片状大小不等的红斑，上布白色片状鳞屑，冬重夏轻，Auspitz征阳性，间有抓痕，可见束状发。舌质淡，苔薄腻；脉左关弦，右关缓。平时扁桃体易发炎，见风易起风疹，易流鼻血。刻下症见：全身皮肤散在红斑、鳞屑，伴瘙痒，运动后头部、上半身出汗，下半身不出汗，精神、饮食、睡眠可，大小便正常，体重未见明显变化。既往体健。

中医诊断：白疕。

给予广汗法系统治疗，方药使用大青龙汤口服以内清火热，外解寒湿，具体方药如下：生麻黄6g，石膏30g，桂枝12g，生姜12g，苦杏仁12g，大枣30g，甘草12g。服法：2剂，日1剂，水冲服，早午饭后服。

2018年2月9日：患者全身皮肤散在红斑、鳞屑，伴瘙痒，头部、上半身出汗较前减少，下半身不出汗，精神、饮食、睡眠可，大小便正常，体重未见明显变化。继续给予大青龙汤口服。给予肾气丸口服，具体方药如下：熟地黄24g，山药12g，山茱萸12g，茯苓9g，泽泻9g，牡丹皮9g，肉桂3g，附子3g。中药2剂，早晚饭前分服，日1剂。

2018年2月14日：患者全身皮肤红斑、鳞屑较前变薄，瘙痒减轻，头部、上半身出汗可控，小腿可微汗，腹部凉，精神、饮食、睡眠可，大小便正常。给予四逆汤，具体方药如下：附子30g，干姜30g，甘草30g。中药2剂，日1剂，水冲服，早晚分服。给予小柴胡汤以疏解上焦郁热，具体方药如下：柴胡48g，党参18g，姜半夏15g，黄芩18g，生姜18g，大枣20g，甘草18g。中药2剂，日1剂，水冲服，早晚分服。

2018 年 2 月 18 日：患者全身皮肤红斑、鳞屑较前变薄，瘙痒明显减轻，头部、上半身出汗可控，小腿可微汗，腹部凉减轻，精神、饮食、睡眠可，大小便正常。给予小青龙汤加减口服，具体方药如下：生麻黄 3g，细辛 3g，桂枝 3g，南五味子 3g，姜半夏 3g，甘草 3g，干姜 3g，赤芍 3g，炒白术 30g。3 剂，日 1 剂，水冲服，早午饭前服。

2018 年 2 月 20 日：患者全身皮肤红斑、鳞屑明显变薄，瘙痒缓解，头部、上半身出汗可控，小腿可微汗，腹部凉减轻，精神、饮食、睡眠可，大便两次，不干不稀，小便正常。

按：患儿由感冒后误治诱发银屑病，平素不易发热，受凉后皮损加重，由此可知证候属阴，寒湿之邪侵袭肌表，损伤阳气，且寒主收引凝滞，阳气郁闭，气血运行受阻，致使上下气机不通，上热下寒之症，见上半身汗多，下肢无汗偏凉。《黄帝内经》提出了"寒者热之"的治疗大法，《诸病源候论》中提出："寒则血结，温则血消。"广汗法治病必求于本，笔者认为该疾病以机体阴阳失衡为本，皮损表现为标，汗出不正是整体失衡在皮肤局部的具体体现，而银屑病是汗出不正的结果，故恢复正常汗出才是该患儿治疗的根本。该患者"半身汗出"，未能"遍身"，故采取"气内蒸而不骤泄"之治法，内服温阳散寒之方剂，使正气充足、祛邪有力，达到"内蒸"，外嘱患者予以控汗，气不骤泄，充斥体内，则邪难立足，气血条达，表现为"正汗出"，疾病得治。

2. 女性银屑病

（1）女性银屑病，月经不调是很好的切入点

患者王某，女，27岁，山西太原人，患银屑病15年，加重1周。于2021年6月11日来诊。15年前患者头部散在出现斑片状斑丘疹，瘙痒明显，伴鳞屑，于山西省某医院诊断为银屑病，未行系统诊疗，皮损反复消退。平素便秘、便质偏干、2~3天一行、难下、小便偏黄、眠好。BMI：25kg/m^2。平素月经量少、经期短（两天结束）、周期正常，无痛经等症状。头面部及四肢皮损较厚，上布白色片状鳞屑，瘙痒明显。

2021年6月18日：因患者瘙痒明显，予以荆防败毒散以祛风止痒。具体方药如下：荆芥9g，防风9g，茯苓9g，羌活9g，桔梗9g，独活9g，川芎9g，柴胡9g，前胡9g，枳壳9g，甘草3g。7剂。因患者月经量少、周期较短，予以芎归胶艾汤，具体方药如下：川芎6g，艾叶9g，阿胶6g，甘草6g，当归9g，赤芍12g，生地黄12g，升麻30g，鳖甲5g，山药3g。7剂。

2021年6月21日：患者精神正常，食欲正常，便秘，便质偏干，2~3天一行，难下，小便偏黄，因瘙痒明显影响睡眠。自觉小腹伴双大腿寒凉感明显，全身不易汗出。皮损较厚。

2021年6月24日：患者服药后便质偏干稍有缓解，1~2天一行，难下，小便偏黄、因瘙痒明显影响睡眠。自觉小腹伴双大腿寒凉感减轻，全身不易汗出。全身无新发皮损。予以芎归胶艾汤加量口服，具体方药如下：川芎12g，艾叶18g，阿胶12g，甘草12g，

当归 18g，赤芍 24g，生地黄 24g。15 剂。

2021 年 6 月 30 日：患者加量服用芎归胶艾汤 6 剂 / 日时，便质偏稀、顺畅，3 次 / 日，小便偏黄，瘙痒减轻，睡眠好转。小腹伴双大腿寒凉感减轻，全身不易汗出。继续予以芎归胶艾汤、荆防败毒散，7 剂，方药同前。

按：我们在治疗女性银屑病患者时发现，如果女性患者有月经异常的表现，只要围绕月经异常来治疗，银屑病往往会随之好转。当然，月经的时间如果按照 28 天左右来看，往往是需要以月为单位来看。很神奇的是皮肤代谢一次也是 28 天左右。这两者在时间上的共通点非常值得去研究。女子以血为本，胞宫为血海。银屑病的皮损瘙痒明显，瘙痒为风象，如果说"治风先治血，血行风自灭"需要考虑在特殊阶段的适用性，那么结合女性的生理特点去看，女性银屑病其实非常适合这句话。

经方调节月经异常的有温经汤、芎归胶艾汤、当归芍药散等，使用调经药不能只会使用温经汤，从寒热虚实的角度去看，每个方子的适应证都需要了解。本案例患者小腹与双下肢偏凉，月经周期短、经量少，芎归胶艾汤更合适。而且在用药期间我们发现，药对症而无效，小腹和小腿仍凉、皮损厚硬、大便偏干，这可能就是药物用量不足而出现的"药不胜病"。在这个基础上我们加量用药后出现相应症状的改变就是印证。总之，银屑病不难治，难的是我们如何把握其内在的规律并去治疗它。女性特殊的生理特点就是治疗银屑病一个很好的切入点。

（2）女性银屑病，月经是祛邪外出的一大通路

郭某，女，32岁，山西太原人，患银屑病20余年，加重3月。于2017年7月19日来诊。患者20余年前被土蜂叮咬后，头部出现散在疹点，就诊于某医院并被诊断为银屑病，用药不详。2005年分娩后皮损加重，服用偏方治疗后皮损减轻；2012年因心情差、工作压力大，皮损加重，就诊于某私立医院，经药浴及口服、外用药治疗后，皮损时轻时重。3月前停药后皮损暴发，全身大面积斑丘疹，上布白色鳞屑，为求进一步治疗，遂前来就诊。平素精神、食欲可，夜间瘙痒影响睡眠。大便1天1~2行，偏稀，小便正常。怕冷明显，夏季仍须覆盖厚被入睡，下肢凉不出汗，受凉时抽痛明显，上身及额头易出汗。全身大面积斑丘疹，上布白色鳞屑，皮损厚硬，色暗红，瘙痒明显。月经易推迟3~5天，月经3~4天，偏少，痛经，有血块，经期怕冷及不适感明显。舌苔薄白，舌下淡红略瘀，左关弦弱，右关弦细。

2017年7月21日：患者精神不佳，夜间痒影响睡眠，月经来潮第1天，恶心、呕吐，腹部疼痛，怕冷明显，大便4次，偏稀，小便正常。上身出汗多，全身大面积斑丘疹，上布白色鳞屑，皮损厚硬，色暗红，瘙痒、干裂明显。右关沉弦，左关沉缓，舌苔薄，舌下淡凝。予桂枝汤，具体方药如下：桂枝12g，白芍12g，生姜12g，甘草8g，大枣15g。服法：5剂，日1剂，水冲100ml，早晚饭前服。予小柴胡汤（用沙参），具体方药如下：柴胡48g，沙参18g，姜半夏15g，黄芩18g，生姜18g，大枣20g，甘草18g。服法：

5剂，日1剂，水冲100ml，早晚饭后服。患者出汗偏多，给予麻黄根6g。服法：15剂，日1剂起，渐加量，水冲100ml，早晚饭后服。

2017年7月25日：患者精神、饮食、睡眠可，今日月经结束。患者自述平素食后欲吐，怕冷明显好转，大便日2次，偏稀，小便正常。上身出汗偏多，昨日下肢无抽痛。皮损逐渐变薄，厚硬减轻，褪皮明显，色暗红，瘙痒、干裂较前好转，间有抓痕。右关细弦，左关细弦滑，舌苔薄，舌下淡。予真武汤，具体方药如下：附子15g，生白术12g，生姜18g，茯苓18g，赤芍18g。服法：6剂，日1剂起，渐加量，水冲100ml，早晚饭前服。予桂枝汤、小柴胡汤及麻黄根服用，用法同前。考虑患者体形偏胖，注意控制饮食，食量减半。

2017年8月1日：患者精神、饮食、睡眠可，大便日2次，偏稀，小便正常，咽部略有痰。上身出汗较前减少，下肢逐渐转热，无抽痛。皮损逐渐变薄变淡，褪皮明显，厚硬皮损基本消退，部分中空，色暗红，瘙痒、干裂减轻，间有抓痕。予真武汤去芍药，方药如下：附子15g，生白术12g，生姜18g，茯苓18g。服法：40剂，日7剂起，渐加量，水冲100ml，早午晚饭前服。继续予桂枝汤、小柴胡汤及麻黄根，嘱患者继续控汗，保持全身温热，并观察自身的病情变化。

2017年8月5日：患者精神、饮食、睡眠可，大便3次，偏稀，小便正常，咽部无痰。全身基本无怕冷，额头出汗偏多，余部位基本未出汗。下肢逐渐转热，无抽痛。皮损逐渐变薄变淡，厚硬皮损基本消退，褪皮较前减少，部分中空，色暗红，瘙痒、干裂明显减轻，间有抓痕。

2017年8月12日：患者精神、饮食、睡眠可，昨日大便3次，偏稀，小便正常。全身温热微汗，已无怕冷。皮损逐渐变薄变淡，中空明显，大部分消退，露出正常皮肤，无新起疹点。患者左下肢抽痛明显，给予附子汤，具体方药如下：沙参36g，炒白术60g，附子30g，茯苓36g。服法：30剂，日7剂起，渐加量，水冲100ml，早午晚饭前服。

2017年8月17日：患者精神、饮食、睡眠可，昨日大便2次，偏稀，小便正常。全身温热微汗，已无怕冷。今天月经来潮第2天，量可，无不适，治疗后左下肢基本无抽痛。皮损逐渐变薄变淡，中空明显，大部分消退，露出正常皮肤，无新起疹点。右关弦弱，左关沉弦。今给予桂枝汤翻倍，具体方药如下：桂枝24g，白芍24g，生姜24g，甘草16g，大枣30g。服法：4剂，日1剂，水冲100ml，早晚饭后服。

按：患者就诊时正值月经来潮，我们抓住女性月经这一祛邪通路，予温通祛瘀、纠偏复正治疗，通过运用小柴胡汤、真武汤等方剂，提高机体基础体温、增强代谢能力，迅速打通机体不通之处，使"皮损"等邪气有路可出，机体正气充足，可迅速祛邪外出。考虑患者皮损较厚，整体呈上热下寒之象，予胸部、背部控温，下肢小腿前加温，辅以闪罐、拔罐、火针等中医疗法温通经络、祛瘀生新；患者全身皮损密集，面积较大，瘙痒、干燥明显，予中药涂擦治疗全身以润燥止痒。考虑患者汗出较多，出汗会导致机体温度降低，我们运用麻黄根敛汗治疗，叮嘱患者生活中也要注意保暖、控汗，禁止抓挠。经过一段时间的治疗，患者"气内蒸"，有能力抗邪，故表现为整体温通、经量增加、皮损好转，疾病得以向愈。从中可以看出，抓住"月经来潮"这一恰当时机在患者银屑病的治疗中发挥了重要作用，更准确地说是广汗法对于"给邪以出路"的正确认识，给了患者治愈疾病的机会和希望。

（3）女性银屑病，关注月经期、量、色、质

患者赵某，女，28 岁，患银屑病 14 年。患者 14 年前刚得这个病的时候也才上初中，按她自己的说法，她什么也没干，这个病莫名其妙就找上了她，一开始是右小腿外侧出现了 1 元硬币大小的鲜红色斑丘疹，伴随有瘙痒，没有鳞屑及渗液，家长带她去了当地中医诊所开了几剂中药（具体不详），皮损慢慢在消退，反反复复，时轻时重，也就一直这么吃着药，没有太重视。1 个星期前偶然的机会感冒发热了，体温高达 38.5℃，自行喝了连花清瘟颗粒、板蓝根颗粒等药物后，热退、感冒症状好转，但全身开始出现大面积的斑片状斑丘疹，颜色红红的，较密集分布在胸腹部及四肢，身上皮损很厚，上面还长着白色片状鳞屑，痒得也比之前更厉害了，为进一步系统治疗，多方打听后前来寻求帮助。

刚来的时候患者精神不太好，看着就很焦虑、难过，不想吃饭，吃不了几口就肚子胀，也不想喝水，晚上睡觉还可以，大便每天 1~2 次，偏稀，小便正常。细细问诊，发现她平时背上爱出汗，小腿不怎么出汗，一摸，腹部及双下肢都是冰凉的。体格检查看见：全身散在大面积斑片状斑丘疹，色红，较密集分布在胸腹部及四肢，

身上皮损较厚，上布白色片状鳞屑，瘙痒明显。舌尖红，舌苔白腻，舌下淡凝；脉左关细弦，右关细弦滑。

继续追问，这个患者除了这个病，既往还有乳腺结节、子宫多发肌瘤病史，还流产过一次，每次来例假的时候小腹一片冰凉、痛经严重。病因终于找着了，这才是她年纪轻轻就发病的根本原因。

月经不调与银屑病看似是两种疾病，好像根本不挨边，但其实两者之间的发生有着非常紧密的联系，它们互相作用、互相影响。月经不调，身体处于内分泌紊乱状态，气血失和导致银屑病的发生，从这一点为切入点入手，我们给予温经汤以通经活络、疏通下焦，具体方药如下：川芎 12g，赤芍 12g，当归 12g，沙参 12g，肉桂 12g，牡丹皮 12g，生姜 12g，姜半夏 15g，吴茱萸 18g，阿胶 12g，麦门冬 30g，甘草 12g。4 剂。考虑患者腹胀，予甘草泻心汤以调节中焦、泻出邪气，具体方药如下：黄连 6g，沙参 18g，姜半夏 15g，黄芩 18g，干姜 18g，大枣 30g，甘草 24g。4 剂。考虑患者乳房胀痛，既往有乳房结节，予以半夏厚朴汤：姜半夏 15g，厚朴 9g，茯苓 12g，生姜 14g，紫苏叶 6g。4 剂。

2023 年 5 月 11 日：腹胀明显好转，大便稀、乳房胀也大大减轻了，所以停用了半夏厚朴汤，其他方药继续服用。

2023 年 5 月 13 日：服药后后背汗多，脖子有点不舒服。加用葛根汤：桂枝 10g，赤芍 10g，生姜 10g，甘草 10g，大枣 12g，葛根 20g，生麻黄 15g，姜半夏 12g 。4 剂。

2023 年 5 月 18 日：自述小肚子一直热乎乎的，不胀了，双下肢也不凉了，精神变好了，皮损也在慢慢消退，赵某满意出院，带药温经汤、甘草泻心汤、葛根汤。叮嘱她喝药喝到位，要一直保持小腹温热。

按：赵某平常怕冷明显，腹部、双下肢也一直冰凉，痛经，结合舌脉，辨证为寒湿瘀滞证，全身处于气血失和、下焦不通的状态，我们选择温经汤为主方，从月经不调为切入点，给予"温通助热"方案，同时予甘草泻心汤交通上下，半夏厚朴汤行气散结。经过一段时间的治疗，患者阳气内蒸，气血调和，表现为腹胀消失，双下肢转热，患者的治疗进入坦途，银屑病皮损也很快扭转状态，呈现消退趋势。

（4）女性银屑病，月经是"司外揣内"的瞭望口

患者刘某，女，27岁，患寻常型银屑病7年，加重1周，于2021年4月9日来诊。患者自述7年前因感冒发热，输液治疗后，左下肢外侧出现散在斑丘疹，上布白色片状鳞屑伴瘙痒，未予治疗。1月后皮损加重并蔓延至全身，就诊于当地医院，诊断为"寻常型银屑病"，口服药物不详，外用蛇床子软膏，皮损逐渐消退。1周前因劳累，下肢出现密集性斑丘疹，逐渐加重，蔓延至全身并连接成片，质地厚硬，平素怕冷明显，腹部、腰臀部及双下肢凉，不出汗，上身易出汗。全身密集性斑块状斑丘疹，主要分布在背部、腰臀部、腹部及四肢，皮损较厚硬，上布白色片状鳞屑，瘙痒明显，Auspitz征阳性，抓痕明显，部分皮损干燥裂口明显。月经量少，色暗，有血块，肚子凉，患者自述七八年未曾发热。

患者精神可，食欲旺，睡眠差，易醒，口干口渴，大便1次／日，时有偏干，小便正常。左关细弦缓，右关弦滑，舌苔白腻，舌下淡凝暗瘀。

治疗方案：予温经汤去阿胶加益母草、二仙汤、广汗自拟方，具体方药如下：温经汤去阿胶加益母草：川芎、赤芍、甘草、当归、沙参、肉桂、牡丹皮各12g，麦门冬、益母草各30g，吴茱萸、生姜各18g，半夏15g。服法：10剂，日1剂，水冲服，早晚饭前各半剂。二仙汤：仙茅、黄柏各12g，知母、巴戟天各6g，仙灵脾15g，当归9g。服法：10剂，日1剂，水冲服，早晚饭前各半剂。广汗自拟方：炒鸡内金18g，茯苓60g，知母30g，百合70g，酒大黄3g，干姜15g。服法：10剂，日2剂，水冲服，早午晚饭前加睡前各半剂。

生活处方：向身热微汗的目标努力。

2021年4月20日：患者怕冷减轻，双下肢及腹部较前转热，入睡晚、夜间易醒明显减轻，口干口渴减轻，皮损变薄变红，上火消失，牙疼消失，舌苔白腻，舌下淡凝暗瘀，在原方基础上将温经汤变方为吴茱萸汤。具体方药如下：吴茱萸、生姜各15g，沙参9g，大枣8g。5剂，日1剂，水冲服，早晚饭前各半剂。

2021年4月24日：患者自述服药后牙疼、嗓子疼，故停二仙汤及吴茱萸汤，中午体温38.1℃，恶寒怕冷，不出汗，头晕乏力，下午体温最高38.7℃，予大青龙汤原方退热，使其身热微汗。具体方药如下：桂枝、甘草、杏仁、大枣各6g，麻黄18g，石膏24g，生姜9g。水冲频服。

2021年4月25日：患者热退，无怕冷，全身困乏无力，头晕，早上10点体温38.2℃，嗓子疼好转，予1剂大青龙汤，使其一直保持全身温热的微汗状态。

2021年4月26日：患者体温37.2℃，精神明显好转，头晕缓解，咽部疼痛及牙疼减轻，不怕冷，腹部较前转热，全身皮损消退明显，厚硬的凸起变薄变平，下午体温37.7℃，乏力，停药观察，晚10点左右热退，全身微汗，继续停药观察。

2021年4月27日：患者怕冷减轻，腹部较前转热，皮损持续变薄、变平、变红、部分消退，患者对疗效满意。

按： 经、带、胎、产是女性的特有生理特点，月经的正常来潮与否，与机体脏腑功能、气血盈亏密切相关。所以在女性罹患疾病时，要尤其考虑到月经异常对整体健康造成的影响，诊病时通过对患者月经状况的分析，也可以更准确地把握病证的根源和变化，另一方面，月经问题也是中医"司外揣内"的瞭望口，通过月经正常与否，我们可以判断出疾病的阴阳状态及纠偏程度。月经有问题，则机体一定不是健康的。身体存在其他问题，我们也可以通过调理月经来纠正整体，此可谓"治一病多羌病除"。

（5）女性银屑病，与孕育有关

患者孙某，女，32岁，患银屑病4年。4年前，孙某生宝宝后身体状态低下，偶然的因素下全身突然起点滴状斑丘疹伴鳞屑，经门诊诊断为"寻常型银屑病"，为了寻求中医系统治疗，予以住院并经中医系统治疗后全身皮损逐步消退。之后每次一劳累身体就会出现少量皮损，休息后可自行消退。两天前孙某因天气转凉及劳累后，四肢近心端及躯干部再次突发点滴状斑丘疹伴鳞屑，同时瘙痒得很厉害，不伴有脓疱、渗液等症状，休息也不能自行消退，2022年10月18日再次找到我们。精神尚可，吃饭也正常，睡眠一般梦多，大便偏干难下，早晨起床腰部有酸痛感，活动后可缓解，其他除了皮损外，最明显的症状就是汗多、怕冷，头背部汗出偏多，汗出后畏风畏寒，双下肢及双足底凉明显。怕冷而又汗多，说明体内病机复杂，有寒有热。体格检查后发现：全身散在斑丘疹伴鳞屑，较密集分布于躯干部及双下肢，皮损较厚，上覆白色鳞屑，瘙痒明显，间有抓痕，Auspitz征阳性。脉弦细，舌苔薄白。

考虑患者病机复杂，体内寒热交错，符合我们提出的"三明治"治法，以此为切入点，予以栀子豉汤加减，具体方药如下：生栀子10g，淡豆豉10g，郁金6g，知母12g，紫菀12g，瓜蒌仁15g，杏仁10g。7剂，日1剂，早晚饭前分服。予玉屏风散以祛除寒湿、固护肌表，具体方药如下：生白术24g，防风7g，黄芪15g。7剂，日1剂，早晚饭前分服。

2022年10月25日：睡眠梦多明显好转，大便由偏干转顺畅，畏风减轻，故予停用玉屏风散。现在晨起口苦、情绪易怒症状明显，继续予以栀子豉汤加减同前。加百合茯苓汤加减，具体用药如下：茯苓60g，百合70g，知母30g，鸡内金18g。5剂，日1剂，早晚饭后分服。

2022年10月29日：孙某病情好转，睡眠梦多好转，大便顺畅，口苦好转，情绪平缓，皮损大面积消退，孙某对其疗效满意。

按：我们常将复杂疾病的病机总结概括分为三层："上和表"、中、"下和里"。临床多见表里两层寒夹着中间一层热，对于不同层面同时进行治疗的方法，我们称为"三明治治法"。该患者症状较为复杂，对其病机进行分层：最表层为外感寒湿之邪、表虚不固，故怕冷、汗出后畏风畏寒；中间层为生活、饮食不当使代谢产物堆积，郁而化热，郁热不能外泄，故口干口苦、便干不畅；最里层为寒邪内侵脏腑，损伤阳气，不能温煦，故双下肢及双足底凉。玉屏风散加减、栀子豉汤加减、百合茯苓汤加减。"三明治治法"是"全层次辨证、全方位治疗、瞄准点突破、目标法用药"的一种初步尝试，目前在临床上已取得满意效果，有望为临床复杂疾病的治疗提供新思路。

3.银屑病共病

（1）银屑病共病，甲减、月经不调同时存在，是谁影响了谁

患者赵某，女，40岁，全身大面积长斑丘疹、鳞屑伴瘙痒已经1年多了，最近两周比之前还严重。赵某1年多以前，也不知道因为什么原因，身上慢慢出现了一些斑丘疹，就诊于当地医院，诊断为"银屑病"，予以口服中药及外用药等治疗，皮损能减少，但未完全消退，一年来皮损反复发作，一停药就复发。两周前着凉后，出现大量新皮疹，为了寻求中医彻底治疗，遂前来就诊。赵某刚来的时候精神还可以，吃饭正常，睡眠不好，晚上睡觉容易醒，而且一醒就再睡不着了，大便不好，1~2天一行，粘马桶，总有便

不尽的感觉，小便正常。全身怕冷明显，背部发紧，从腰臀部到双下肢都凉，双膝关节冷痛，上身易出汗，下半身不易出汗。专科检查见：全身散在大面积斑丘疹伴有鳞屑，较密集分布在前胸部、背部、腰臀部及四肢，连接成片，皮损较厚干裂，上布白色片状鳞屑，Auspitz 征阳性，间有抓痕，新起皮损色暗厚硬。舌苔白腻，脉滑。继续追问，发现赵某甲状腺肿大也是 1 年多了，经检查诊断为"甲状腺功能减退症"，平时月经量少，有痛经，有血块，月经期间还伴有下腹部坠胀。

这位患者，银屑病、甲减、月经不调同时存在，是谁影响了谁？又该以什么为切入点呢？

其实，这三种疾病的发病是有内在密切联系的，都是身体内分泌紊乱导致的结果。女性有两条很重要的内分泌轴：下丘脑－垂体－甲状腺轴、下丘脑－垂体－性腺轴，这位患者很明显两条内分泌轴都出现了问题，甲状腺功能低下也会出现月经失调，表现为闭经、经期延长等，所以我们决定以月经为切入点，纠正她的内分泌紊乱。正值患者即将来月经，先予中药内服调整代谢，改善症状。

考虑赵某偏凉、怕冷明显，给予甘草附子汤，具体用药如下：甘草片 30g，附片 10g。防己茯苓汤口服，具体方药如下：白术 20g，桂枝 50g，防己 30g，茯苓 60g，黄芪 30g。7 剂，日 1 剂，早晚饭前分服。

考虑患者睡眠不佳，舌苔白腻，大便黏滞不爽，给予百合茯苓方，具体方药如下：炒鸡内金 36g，茯苓 120g，知母 60g，百合

140g，大黄6g。7剂，日1剂，早晚饭前分服。

2022年10月25日：服药后睡眠好转，夜醒减少，大便成形、顺畅，全身畏寒缓解，因患者皮损干燥、瘙痒，予以甘草附子汤、防己茯苓汤同前，加白三联（白花蛇舌草、丹参、山楂各30g）；服药第10天，睡眠明显好转，大便偏稀顺畅，正值例假第2天，痛经明显，例假量少色暗，有血块，辨证后给予温经汤加减，具体用药如下：川芎、赤芍、甘草、当归、沙参、肉桂、牡丹皮各24g，半夏30g，干益母草、麦冬各60g，生姜、吴茱萸各36g。12剂，日1剂，早晚饭前分服。

予以当归芍药散，具体用药如下：生白术8g，川芎16g，赤芍32g，当归6g，茯苓8g，泽泻16g。2剂，日1剂，早晚饭前分服。

2022年11月8日：赵某睡眠正常，大便偏稀、顺畅，小便正常。例假基本结束，量少、色暗，自诉略微上火，牙疼明显。全身较前转热，怕冷减轻，给予温经汤加减，具体方药如下：当归12g，赤芍12g，生姜18g，肉桂12g，川芎12g，牡丹皮12g，姜半夏15g，干益母草30g，麦冬30g，制吴茱萸18g，沙参12g，甘草片12g，鹿角胶12g。7剂。予以小柴胡汤加减，具体方药如下：北柴胡64g，黄芩片24g，沙参21g，甘草24g，生姜24g，姜半夏20g，大枣20g，芒硝10g。7剂。服法：日1剂，早晚饭前分服。

2022年11月15日：赵某睡眠可，大便成形、顺畅，治疗后全身较前转热，基本无怕冷，腹部、腰臀部及双下肢温热、时有微汗，四肢转温。全身皮损逐渐变薄变淡，大部分消退，露出白色消退印迹，部分厚硬皮损逐渐变薄，基本无瘙痒，无新起疹点，赵某疗效满意。继续巩固服药：温经汤、小柴胡汤同前。

按： 对于复杂疾病的治疗，需察机用药，将其病机细分为多个层面，针对不同层面进行分析，进行"全层次辨证"，治疗要着眼全局，"全方位治疗、瞄准点突破、目标法用药"。对于女性患者而言，月经不调是很重要的突破点，是机体内部紊乱的外在表现，从月经不调入手细细辨证，往往能取得意料之外的疗效。《医宗金鉴》中言："妇人年已五十，冲任皆虚，天癸当竭，地道不通矣。今下血数十日不止，宿瘀下也。五心烦热，阴血虚也；唇口干燥，任冲血伤，不上荣也；少腹急满，胞中有寒，瘀不行也。此皆曾经半产崩中，新血难生，瘀血未尽，风寒客于胞中，为带下，为崩中，为经水愆期，为胞寒不孕。均用温经汤主之者，以此方生新去瘀，暖子宫、补冲任也。"温经汤全方调补冲任、温经和血，对于妇科月经不调、痛经、少腹冷、妇人少腹寒久不孕颇有奇效。

（2）银屑病共病，与体重息息相关，不能只看皮损

患者吴某，35岁，晋中市人，患银屑病两年余。两年前因居住地潮湿，双下肢出现斑丘疹及鳞屑、伴有瘙痒，皮损逐步蔓延全身，主要以四肢及腰背部为主，诊断为"寻常型银屑病"，间断住院诊疗后皮损基本消退。皮损每于劳累后发作，不用药皮损基本也可以自行消退，但此次发病后皮损逐渐加重，不能消退，皮损集中在小腿，皮损厚硬、瘙痒明显。这次发病后精神不佳、易疲劳，入睡难、睡眠时间较晚，二便正常。平时头部容易出汗，小腿出汗较少，腹

部及下肢凉。体重 85kg，身高 180cm，BMI 26.23kg/m^2（正常为 18.5~23.9kg/m^2）。

2022 年 2 月 21 日：因患者体质量指数超标，皮损局部厚硬、瘙痒明显，予以百合茯苓汤（具体方药如下：茯苓 60g，百合 70g，知母 30g，鸡内金 18g）。7 剂，日 1 剂，早晚饭后分服。

2022 年 2 月 26 日：服药后患者精神可，食欲正常，入睡时间提前、偶有失眠，体重无明显变化。全身皮损尚无明显变化，下肢皮损厚硬、无新发皮损，瘙痒变化缓慢、鳞屑较多。继续予以百合茯苓汤，具体方药如下：茯苓 60g，百合 70g，知母 30g，鸡内金 18g。大黄 1g。5 剂，日 1 剂，早晚饭后分服。

2022 年 3 月 1 日：患者入睡好转、偶有失眠，体重无明显变化。头部出汗减少，腹部及下肢凉减轻。患者皮损厚硬，予以麻附辛加百合知母汤，具体用药如下：生麻黄 4g，附子 2g，细辛 4g，茯苓 20g，百合 25g，知母 10g，鸡内金 3g。予以皮炎汤加减，具体方药如下：赤芍 5g，金银花 5g，连翘 5g，甘草 15g，生石膏 15g，知母 5g，牡丹皮 5g，淡竹叶 5g，干姜 12g，沙参 12g，生白术 12g。7 剂。

2022 年 3 月 7 日：患者精神可，偶有入睡偏难、偶有失眠，大便 2~3 次 / 日，偏稀、顺畅，小便正常。体重下降 1kg。全身皮损均处于回缩变薄状态、无新发皮损，瘙痒明显减轻，鳞屑减少。继续予以百合茯苓汤、皮炎汤同前，7 剂，日 1 剂，早晚饭后分服。

按：在治疗银屑病过程中，银屑病反复发作是让患者特别头疼的问题。大家在诊治的过程中往往带着一种"一锤子买卖"的想法，希望治疗一次就可以高枕无忧了。对于这种疾病，我们一直强调"不看皮损"。许多人很难理解，我就是来看这个病的，为什么却又和我说不要看皮损呢？

原因是银屑病不单纯是皮肤上的问题，一直以来，我们认为银屑病是属于身体机能紊乱后问题集中在皮肤上的表现。即外在的问题脱离不了内在的基础，它是内在问题的一种延续。这就是为什么我们一直强调皮损退了不代表这个病就好了，患者就可以放松警惕，正所谓"外在美"离不开"内在好"。回到本病例，皮损没了后仍然会起，但是不用药也可以自己退，说明身体内在底子尚且不错。但是睡眠不好、身体体质量指数超标这些都是内在的潜在风险，如果不注意的话小问题很可能会积累成大问题。这次发病就是在劳累、睡眠差的情况下发作的，长期以来身体终于承受不住，这次皮损发作后非常厚硬难退。

我们认为，凡是体质量指数超标的情况下，都是需要首先去干预的。"胖"所带来的问题有很多，但是不能只围绕因为"胖"而产生的问题去做功课，应当去解决"胖"这个根本问题。在体重下降的同时，予以止痒解表的治疗药物，为这位患者解决了问题。但我们应该知道，健康不在于几次用药就能恢复，而在于对健康方式的坚持，这也是为什么许多人皮损好了不再犯病的原因。

（3）银屑病共病，关注代谢问题是治疗捷径

患者高某，男，45 岁，患银屑病 20 年余。20 年前，患者无明显诱因右下肢出现散在斑丘疹，于当地医院诊断为银屑病，经卡

泊三醇等药物治疗，皮损可控制在局部，多年来皮损反复发作，疗效不佳。1 月前患者无明显诱因，皮损持续增大变厚、干裂渗液、疼痛，下肢疼痛影响正常行走，多地治疗无效，于 2019 年 4 月 25 日辗转求诊于我科。刻下症：全身散在大面积斑丘疹，融合成片，伴银白色鳞屑，剧烈瘙痒，皮损厚硬、干裂渗液、疼痛，皮损明显高于正常皮肤。精神疲乏，时有头晕，入睡迟，眠不佳，食可，大便 1~2 次 / 日，便不畅，质稀，小便正常，上身易出汗。舌质暗红，舌苔薄，边有齿痕，舌下淡红。常年不敢监测血压，有严重的心理压力。

辅助检查结果。T 37.3℃，BP 173/110mmHg，身高 170cm，体重 113.5kg，空腹血糖 6.41mmol/L（3.89~6.11mmol/L），尿酸 0.73mmol/L（0.12~0.43mmol/L），C 反应蛋白 30.24mg/L（0~10mg/L）。

予以治疗：

1. 中药治疗：乌梅丸方，北沙参、附子、黄柏、肉桂各 6g，干姜 10g，黄连 16g，细辛 3g，乌梅 30g，当归、川椒各 4g。4 次 / 日，保证食欲可控。苓甘五味加姜辛夏杏大黄汤，具体用药如下：茯苓 4g，甘草、南五味子、干姜、细辛、姜半夏、苦杏仁、大黄各 3g。保证大便通畅。

2. 广汗代谢饮食法：①服药 4 次 / 日，饭前与睡前服，渐加量至食欲可控。②先服药，再吃水煮白菜（不放调料，特别是油和盐），若食量难控，水与菜可以不断加量。③在保证精神的前提下，食量越少越好，甚至可完全不吃。④可食一些牛羊肉。⑤选择性质温热，有助于身体温通的食物，如羊肉汤、蔬菜汤等；禁忌性质寒凉，不利于身体温通的食物，如猪肉、生冷食品等。

治疗两周后，皮损基本消退，患者疗效满意（表1）。

表1 治疗四天前后变化

—	体重 （kg）	血压 （mmHg）	空腹血糖 （正常值 3.89~ 6.1mmol/L）	尿酸 （正常值 0.12~ 0.43mmol/L）	C 反应蛋白 （正常值 0~ 10mg/L）
2019.4.26	113.5	173/110	6.41	0.73	30.24
2019.4.30	107	136/86	4.94	0.33	24.86
变化	减重 6.5kg	血压正常	空腹血糖正常	尿酸正常	C 反应蛋白降低

嘱患者继续控制饮食、微动四极。

2019 年 8 月 30 日随访，体重已减轻 23.5kg，血压有效控制。

按：无数案例证明中医不仅可以治病，还能让患者整体都变好，就像该患者，初以寻常型银屑病入院，最后连血压都控制好了，这就是广汗法讲的"立足长效求速效""治一病多恙并除，重求本不悖效速"。如何做到的呢？张英栋教授说："中医治人人治病。"即将人看作一个完整的个体，从整体出发，以汗出、体温、二便等客观指标实时监测，"全层次辨证，全方位治疗"，全面提高人体的自愈能力，从而达到长治久安。

（4）银屑病共病，停西药需严格把控、稳中求胜

患者王某，男，33 岁，患银屑病 7 年。7 年前夏季右肘部破损后出现斑块状斑丘疹，未行治疗，两月后逐渐蔓延至全身，呈点滴状，

于当地医院诊断为"银屑病"，口服"迪银片"等药物1月，症状无明显变化。此后间断口服中药（具体不详）两年，皮损反复消退，未行系统治疗。2017年右手中指、无名指近端指间关节出现肿胀，伴有疼痛，于当地医院口服"甲氨蝶呤片"（两次/周，3片/次）、"葡醛内酯片"（1次/周，两片/次），疼痛减轻。5个月后右手中指、无名指近端指间关节变形，活动不利。2019年4月住院治疗3周，关节疼痛消失，活动改善，已停用甲氨蝶呤片等药物。1周前自觉全身皮损增多，现为求进一步治疗，于2019年6月7日就诊于我科。刻下症：精神、饮食可；睡眠及二便正常。自觉全身畏寒明显，稍有活动后则汗出较多，尤以背部为主。全身散在斑丘疹，伴有鳞屑，腰部、腹部及下肢皮损较厚、密集，连接成片，色暗红，Auspitz征阳性，瘙痒明显，间有抓痕。脉右关缓滑略紧；左关细弦缓，舌苔腻，舌尖微红，舌下暗淡凝。

西医诊断：关节型银屑病。

中医诊断：白疕。

2019年6月8日：予中药麻杏苡甘汤。具体方药如下：甘草6g，苦杏仁6g，生麻黄3g，生薏苡仁3g。服法：28剂，日1剂起，渐加量，水冲100ml，早午饭后分服。予肾气丸合平胃散，具体方药如下：山药12g，山茱萸12g，生地黄24g，茯苓9g，牡丹皮9g，泽泻9g，肉桂3g，附子3g，苍术6g，厚朴6g，甘草6g，陈皮12g，淫羊藿180g。服法：5剂，日1剂，水冲100ml，早午饭前服。

2019年6月10日：患者精神、饮食可，睡眠正常，大便偏稀，日一行，小便正常。右膝关节髌尖部活动时有疼痛感。自觉全身畏寒变化不明显，稍有活动则汗出较多无明显变化。全身无新发皮损，原有皮损未见明显改善。给予止痛方，具体方药如下：川乌 3g，草乌 3g，细辛 3g。服法：12 剂，日 1 剂起，渐加量，水冲 100ml，早午饭后分服。

2019 年 6 月 15 日：患者精神、饮食可，睡中易醒改善，二便正常。右膝关节髌尖部疼痛感明显减轻。自觉全身畏寒缓慢好转，稍有活动则汗出较多好转。四肢散在少量新发皮损，原有皮损缓慢变薄。脉左关缓滑弦，右关细弦；舌苔腻，舌下淡凝。效不更方，上方继续，加四逆汤加减，具体方药如下：附子 30g，干姜 30g，甘草 30g，淫羊藿 180g，生地黄 50g。服法：5 剂，日 1 剂，水冲 100ml，早午饭前服。予解毒止痒汤，具体方药如下：土茯苓 30g，忍冬藤 30g，连翘 9g，白薇 9g。服法：5 剂，日 1 剂，水冲 100ml，早晚饭后服。

2019 年 6 月 20 日：患者精神一般，饮食可，睡眠及二便正常。右膝关节髌尖部活动时已无疼痛。自觉全身畏寒缓慢好转，稍有活动则汗出较多好转。四肢散在新发皮损较厚较多，自觉瘙痒、干裂，原有皮损缓慢变薄。脉左关弦缓滑，右关弦；舌苔薄不腻，舌下淡凝。予中药四逆汤加减同前，服法：7 剂，日 1 剂，水冲 100ml，早午饭前服。予中药止痛方同前，服法：32 剂，日 8 剂，水冲 100ml，早午饭后分服。

2019 年 6 月 27 日：患者精神一般，饮食可，睡眠及二便正常。全身关节无疼痛感。自觉全身畏寒明显减轻，汗出较多明显减轻。全身散在新发皮损较厚较多，呈点滴状，逐渐连接成片，自觉瘙痒、干裂，原有皮损明显变薄。脉左关弦滑数，右关弦滑数，舌苔薄腻，舌下淡凝。予中药平胃散加减，具体方药如下：苍术6g，陈皮12g，甘草6g，淫羊藿300g，生地黄150g，厚朴6g，生薏苡仁15g。服法：2剂，日1剂，水冲100ml，早午饭前服。予中药止痛方同前，服法：10剂，日5剂，水冲100ml，早午饭后分服。

2019年7月2日：患者精神一般，饮食可，睡眠及二便正常。昨夜无明显原因体温39.2℃，后温度自行下降；呼吸、脉搏、血压均正常。全身关节无疼痛感。畏寒症状消失，汗出较多明显减轻。全身大面积新发皮损，连接成片，自觉臀部、大腿内侧及后侧新发皮损处瘙痒、干裂，活动时疼痛。原有皮损明显变薄。余无不适。脉左关弦滑数，右关弦滑数；舌苔薄腻，舌下淡凝。因患者新发皮损较多，体温较高，补充诊断：红皮病型银屑病。

2019年7月3日：患者精神较前好转，饮食可，睡眠及二便正常。昨夜体温37.8℃，后温度自行下降；呼吸、脉搏、血压均正常。自觉口干喜饮，饮后解渴。全身关节无疼痛感。畏寒症状消失，汗出较多明显减轻。全身大面积新发皮损，连接成片，自觉臀部、大腿内侧及后侧新发皮损处瘙痒、干裂，活动时疼痛。原有皮损明显变薄。余无不适。脉左关弦滑数，右关弦滑数；舌苔薄腻，舌下淡凝。予中药白虎汤，具体方药如下：石膏30g，知母6g，甘草12g。服法：3剂，日1剂，水冲100ml，早午饭后分服；予中药平胃散，具体方药如下：苍术6g，厚朴6g，甘草6g，陈皮12g。服法：3剂，日1剂，水冲100ml，早午饭后服。

2019年7月4日：患者精神好转，饮食可，睡眠及二便正常。昨夜体温37.6℃，呼吸、脉搏、血压均正常。自觉唇干，饮后解渴。全身关节无疼痛感。畏寒症状消失，汗出较多明显减轻。全身大面积皮损，连接成片，自觉臀部、大腿内侧及后侧新发皮损处瘙痒、干裂，活动时疼痛。右脚踝肿胀，原有皮损明显变薄。余无不适。脉左关弦滑数；右关弦滑数，舌苔薄腻，舌下淡。继续给予中药白虎汤同前，服法：15剂，日2剂起，渐加量，水冲100ml，早午饭后分服。予中药平胃散同前，服法：15剂，日2剂起，渐加量，水冲100ml，早午饭后分服。给予温清饮，具体方药如下：黄连6g，黄柏6g，黄芩6g，焦栀子6g，当归12g，生地黄12g，川芎12g，赤芍12g。服法：2剂，日1剂，水冲100ml，早午饭后服。予土翘忍薇汤，具体方药如下：土茯苓9g，忍冬藤30g，连翘30g，白薇9g。服法：2剂，日1剂，水冲100ml，早午饭后服。

2019年7月6日：患者精神较前好转，饮食可，睡眠及二便正常。昨夜体温36.7℃，呼吸、脉搏、血压均正常。自觉唇干，饮后解渴。全身关节无疼痛感。畏寒症状消失，汗出较少。全身大面积新发皮损均明显变薄，自觉瘙痒明显。臀部、大腿内侧及后侧新发皮损处瘙痒、干裂、疼痛明显缓解，小腿后侧及双脚新发皮损处较疼痛。右脚踝肿胀明显缓解。余无不适。继续予以白虎汤同前，服法：15剂，日2剂起，渐加量，水冲100ml，早午饭后分服。予中药平胃散同前，服法：15剂，日2剂起，渐加量，水冲100ml，早午饭后分服。予温清饮同前，服法：4剂，日1剂，水冲100ml，早午饭后分服。予土翘忍薇汤同前，服法：2剂，日1剂，水冲100ml，早午饭后分服。

2019年7月11日：患者精神较前好转，饮食可，睡眠及二便正常。夜间体温正常，呼吸、脉搏、血压均正常。自觉唇干消失，已不渴。全身关节无疼痛感。畏寒症状消失，无汗出。全身大面积新发皮损均明显变薄，自觉瘙痒明显。臀部、大腿内侧及后侧新发皮损处瘙痒、干裂、疼痛消失，小腿后侧及双脚新发皮损处疼痛明显缓解；现自觉站立稍久则下肢后侧皮肤酸困明显。余无不适。脉左关缓滑，右关弦缓滑；舌苔腻，舌下淡凝。患者症状平稳，今日停止Ⅰ级护理，改为Ⅱ级护理。给予温清饮同前，服法：2剂，日1剂，水冲100ml，早午饭后服。予土翘忍薇汤同前，服法：2剂，日1剂，水冲100ml，早午饭后服。予中药大黄汤以解毒清热，具体方药如下：大黄30g，甘草15g。服法：2剂，日1剂。

2019年7月13日：患者精神较前明显好转，饮食可，睡眠及二便正常。夜间体温正常，呼吸、脉搏、血压均正常。自觉唇干消失，已不渴。全身关节无疼痛感。畏寒症状消失，无汗出。全身大面积新发皮损均明显变薄，自觉新发皮损处瘙痒明显。自觉站立稍久则下肢肿胀，休息后缓解。余无不适。脉左关缓，右关缓，舌苔薄腻，舌下淡凝。予温清饮同前，服法：5剂，日1剂，水冲100ml，早午饭后服。予土翘忍薇汤同前，服法：5剂，日1剂，水冲 100ml，早午饭后服。予薏苡附子败酱散晚饭后服，具体方药如下：生薏苡仁 30g，败酱草 24g，附子 15g，淫羊藿 300g，生地黄 150g。予中药白虎汤同前，服法：10 剂，日 1 剂，水冲 100ml，早午饭后分服。予中药平胃散同前，服法：10 剂，日 1 剂，水冲 100ml，早午饭后分服。

2019 年 7 月 20 日：患者精神、饮食可，睡眠及二便正常。全身关节无疼痛感。畏寒症状消失，无汗出。腋窝、肘窝及两侧胁肋部微潮，全身大面积新发皮损均明显变薄，自觉新发皮损处瘙痒明显。经中药塌渍治疗后下肢肿胀明显缓解。余无不适。予温清饮同前，服法：12 剂，日 1 剂，水冲 100ml，早午饭后分服。予土翘忍薇汤同前，服法：12 剂，日 1 剂，水冲 100ml，早午饭后分服。予白虎汤同前，服法：20 剂，日 1 剂，水冲 100ml，早午饭后分服。予平胃散同前，20 剂，日 1 剂，水冲 100ml，早午饭后分服。

2019 年 7 月 27 日：患者精神、饮食可，睡眠及二便正常。全身关节无疼痛感。畏寒症状消失，无汗出。面部、颈部、腋窝、肘窝及两侧胁肋部微潮，伴有正常皮肤出现。全身大面积新发皮损均明显变薄，下肢瘙痒较轻。余无不适。脉右关细弦略数，左关弦缓略数；舌苔黄白腻，舌尖略红，舌下淡。予中药白虎汤同前，服法：5 剂，日 1 剂，水冲 100ml，早午饭后分服。予三仁汤，具体方药如下：厚朴 6g，木通 3g，红花 3g，淡竹叶 2g，生薏苡仁 15g，苦杏仁 6g，白豆蔻 5g，滑石 9g，姜半夏 12g。服法：5 剂，日 1 剂，水冲 100ml，早午饭后分服。予中药二仙汤，具体方药如下：仙茅 12g，淫羊藿 15g，知母 6g，黄柏 12g，巴戟天 6g，当归 9g。服法：5 剂，日 1 剂，水冲 100ml，早晚饭前分服。予大黄甘草汤，具体方药如下：黄精 30g，大黄 30g，甘草 15g。服法：5 剂，日 1 剂，水煎外洗。

2019 年 8 月 3 日：患者精神、饮食可，睡眠及二便正常。全身关节无疼痛感。畏寒症状消失，无汗出。面部、颈部、腋窝、肘窝、两侧胁肋部及双下肢内侧微潮，伴有正常皮肤出现。全身大面积新发皮损均明显变薄，下肢瘙痒较轻，肿胀感缓解。余无不适。脉右关细弦，左关弦缓；舌苔薄腻，舌尖略红，舌下淡。予二仙汤同前，服法：4 剂，日 1 剂，水冲 100ml，早晚饭前分服。

患者皮损好转，病情平稳，可予巩固治疗。

按："皮肤长在身体上，皮损长在皮肤上"——皮损表明皮肤存在问题，其问题与身体的整体内环境休戚相关，正所谓：有诸内者，必形诸外，作为一种复杂缠绵的系统性疾病，通常可把斑块型、红皮型银屑病定位为"表现在皮肤上的内科病"，必须立足整体治疗。

在这里要告诉您的是，银屑病要学会关注三点：①整体好不好。②汗出正不正。③皮损动不动（而皮损向好的征象是五个字：红、痒、新、小、烦）。了解了这些，我们再来看这位患者，整体上偏凉，上半身汗出偏多，这就是汗出不匀，身体处于能量失调的状态。我们认为正常人体热序列的分布应该是：下热、中温、上清，而这位患者刚好相反，所以广汗法以汗出作为着手点，重点调整能量分布状态，扭转身体错乱的状态，使身体更有力地祛邪外出，这样疾病才能得治。另一方面，我们认为银屑病的发生发展可以看作是肌表郁闭，中间郁热，最内层运化能力差，这样一个寒－热－寒的"三明治"状态。基于这一思路，我们给予麻杏苡甘汤、肾气丸合平胃散、止痛方、四逆汤等方药辨证施治，清郁热、开腠理并同时增强机体运化能力，随时调整，服药后重点关注汗出、大便情况，并给予生活处方指导。虽然期间皮损出现比较大的波折，但由于是住院治疗，风险也变得可控（这就是纯中医病房的好处了——向量随时调，风险明了）。经过住院将近两个月的治疗，患者皮损明显好转，精神、饮食、睡眠及二便均正常，身体纠正成最适合御敌的状态，为今后的进一步治疗铺平了道路。

三、把握银屑病核心

1.银屑病治疗，"无汗而热"是关键

患者赵某，女，69岁，患银屑病50多年。本来对治疗已经不抱希望了，却没想到在疾病再一次加重的时候找到我们，重新看到治愈的希望，不禁感叹：找对治疗的方向是多么重要！

患者年轻时非常能吃苦，工作中不怕脏不怕累，却没想到因为长期居住在阴暗潮湿的环境中而患上了银屑病，四肢外侧散在出现斑丘疹伴鳞屑，去当地医院看，医生告诉她这是"银屑病"，是治不好的，于是开启了她漫长的治疗过程，先后去过北京、河南等地诊疗，断断续续吃过很多药，口服药及外用药物（具体不详）用了都不见好，皮损反复消退又发作，夏季减轻、冬季加重，严重的时候患者就自己用偏方，用楮桃叶等药物熬水外洗涂擦，瘙痒稍微能缓解。两天前由于天气变化，皮损再次加重，增多增厚，颜色暗红，皮损较密集分布在腹部及四肢，呈斑块状，上布白色片状鳞屑，瘙痒明显，于是多方打听后前来就诊。2022年10月3日，患者找到我们的时候精神状态还可以，情绪上略烦躁不安，吃饭正常，睡觉不好，每天晚上2~3点才能入睡，睡眠清浅易醒、梦多，醒后难以入睡，大便2~3次/日，费劲难下，小便正常，体重无明显变化。平时身上不易出汗，运动后胸背部有汗意。体格检查可见：全身散在斑块状斑丘疹，色红，较密集分布在腹部及四肢，身上皮损较厚，上布白色片状鳞屑，瘙痒明显，Auspitz征阳性，间有抓痕。舌淡红，苔薄白，脉弦涩。

患者既怕热又怕冷，烦躁、大便干，又不易出汗，综合分析，病因复杂，以寒热错杂、郁阻不通为病机，又考虑其年纪偏大，老年女性肝肾不足为常态，故不能简单地散寒或清热，当以代谢入手，通过口服温热类中药，控制其出汗的地方，使机体保持无汗而热的状态，将局部不通的地方整体打通，这样郁热之处得散，寒凉之处得温，辨证后以温胆汤，具体用药如下：甘草3g，姜半夏6g，枳壳6g，竹茹6g，陈皮9g，生姜12g。6剂。予以大青龙汤，具体方药如下：大枣6g，甘草9g，生姜9g，生麻黄18g，石膏24g，桂枝6g。6剂，日1剂，早午饭前分服。

2022年10月10日：患者服药后大便1~2次/日，偏稀、顺畅，夜间1点左右易醒，醒后可自行入睡，皮损变薄变软，瘙痒减轻。继续以大青龙汤、温胆汤口服，加入杏仁6g，4剂。剂量及服法同前。

2022 年 10 月 14 日：老太太大便 1~2 次／日，偏软、顺畅，睡眠质量佳，全身温热，轻微汗意无汗出，皮损变薄变软，部分明显消退，随后继续巩固治疗。

按：身体就像"高压锅"，关闭了"高压阀"，再配合汤药这一小火慢热，给身体持续加热，就是中医上说的"阳气内蒸而不骤泄"，达到"热而无汗"或者"热而欲汗"，这既是控汗的原则，又是控汗的标准，将汗、欲汗却又无汗，达到一滴汗出遍全身的效果，身体热而温润，这个时候体内任何不通的地方都能快速打通，体内淤堵的废物都能快速代谢掉，所以皮损自然很快消退，睡眠改善，大便改善，不仅是病好了，更是人这一整体也在变好。治疗的过程是一个随时需要动态权衡利弊的过程，需要全力的协作，就像"开车走盘山道"，需要每个环节的精准配合。大青龙汤主要治疗寒饮内停，肺气不宣，饮邪溢于肌表，身体疼痛，郁而发热，烦躁之证；温胆汤具有理气化痰、清胆和胃之功效。主治大病后虚烦不得眠，属胆寒者；或胆胃不和，痰热内扰证者。两方加减，梳理患者体内郁热，配合无汗而热大法，治疗很快进入坦途。

2."热"可以通过基础体温来衡量

患者曾某，男，43 岁，江西抚州人，患银屑病 8 年。患者 8 年前因环境潮湿、工作压力大等诱因全身散在出现斑丘疹，主要分布于前额、耳后、上臂、小腿前侧、后腰，冬重夏轻，于当地医院诊断为"银屑病"，口服中药、迪银片、消银颗粒效不佳，此后于多地诊疗，口服及外用药物不详，皮损反复发作，1 周前因受凉后皮损加重，增多变厚，呈斑块状，有大量新起疹点，遂于2021年3月18日就诊于广汗法中医门诊。

患者精神不佳，困倦乏力明显，体形肥胖，睡眠差，食欲可，大便日一行，先干后稀，有便不尽感，小便可。平素怕冷明显，前胸、后背汗多，头上出油多，腰臀部及双下肢凉，不出汗，喉咙干。全身散在大面积斑丘疹，上布白色鳞屑，四肢皮损厚、干，呈斑块状，色暗淡，Auspitz征阳性，间有抓痕，有大量新起疹点。舌苔白厚，舌下淡暗瘀；左关弦滑，右关细弦。基础体温低36.3℃，BMI 30.45kg/m^2。

既往史：有慢性咽炎史、股骨头坏死病史。2020年10月体检发现尿酸高。

治疗：坎坤坎方案。具体方药如下：百合70g，知母30g，茯苓60g，鸡内金18g，大黄3g，黄连6g，干姜15g。服法：14剂，日2剂，三餐前及睡前分服。予以防己茯苓汤饭后服，具体方药如下：防己、黄芪、桂枝各15g，茯苓30g，甘草10g。服法：7剂，日1剂，早晚饭后服，服药后温覆下肢。

2021年3月29日：患者下肢较前温热，睡眠好转，舌边齿痕减，大便顺畅，继续服坎坤坎、防己茯苓汤。患者出汗仍多，基础体温不高，给予桂枝汤饭后服，具体方药如下：桂枝15g，赤芍15g，生姜15g，大枣12g，生甘草10g。服法：7剂，日1剂，早午饭后服，服药后温覆下肢。给予三仙汤，具体用药如下：仙茅12g，仙灵脾15g，知母6g，黄柏12g，巴戟天6g，当归9g，仙鹤草

30g。服法：10 剂，日 3 次，早午晚饭前服。

2021 年 4 月 9 日：患者出汗减少，身体较前转热，下肢温热，体重减 2.5kg，睡眠好转，排便顺畅，基础体温上升至 36.5～36.7℃，全身皮损也消退、变薄。患者病情出现明显好转。

按："给邪出路，以汗为凭"是广汗法治疗疾病的一贯原则。对于汗出不匀的患者，广汗法先予以控汗，并同时通过中药、运动、生活方式等的综合治疗，使身体保持温热，即身体时刻保持"气内蒸而不骤泄"的状态，长此坚持，可以提升基础体温，从而使得核心运化能力增强，一些多余的"血糖""血脂""尿酸"等病理产物就能得以及时清除，疾病得愈。

3. 汗要得"正汗"

患者封某，男，23 岁，患银屑病 1 月。患者 1 月前因感冒、扁桃体发炎、喉咙疼痛等，口服阿奇霉素、阿莫西林等，1 周前背上突然出现小红点，上覆有皮屑，3 天后全身遍布红点，未经治疗。于 2019 年 11 月 1 日求诊于广汗法门诊。刻下症：米粒至绿豆大红斑鳞屑皮损遍布全身，瘙痒明显，躯干平素汗少，手足心汗多，喝热稀饭易出汗，不畏寒。双手关脉浮滑有力，舌胖淡，苔薄白。

西医诊断：寻常型银屑病。

中医诊断：白疕。

予以麻附辛加减，具体方药如下：麻黄 9g，附子 9g，细辛 3g，生姜 14 片，大枣 12 枚。5 剂。服法：久煎 150 分钟，分温再服，服药后喝热稀粥，以遍身微汗为目标。

2019 年 11 月 5 日：患者汗出增多，皮屑减少，瘙痒大减，上方效佳。微调：麻黄 6g，杏仁 6g，薏苡仁 30g，炮附子 6g，败酱草 15g，炙甘草 3g，大枣 12 枚，12 剂。服法：久煎 150 分钟，分温再服，服药后喝热稀粥，以遍身微汗为目标。

2019 年 11 月 25 日：皮损好转，消退明显，出汗欠匀。舌淡胖，苔白腻，脉弦滑。予方药：茯苓 60g，桂枝 45g，生白术 30g，炒甘草 30g，金银花 20g（后下），白酒 100ml（后下）。7 剂。服法：每日临卧顿服。

2019 年 12 月 2 日：舌胖减，皮损几无，出汗明显变匀（手上汗少，其他部位出汗可），嘱用温酒适量送服防风通圣丸。服法：1 次 1 袋，日 3 次。医嘱：注意出汗情况。

半月后随访，体健，予停药。

按：治疗银屑病的核心思路在于获得"正汗"，正汗的标志为桂枝汤方后的"一时许，遍身絷絷微似有汗"。求正汗必须具备两个条件："一是阴阳充盛，二是阴阳升降出入道路畅通"（李士懋《论汗法》）。对于表有实邪、玄府不通的急性银屑病，开腠发汗的麻黄类方无疑是"使邪有出路"最为直接的治疗方案。而对于营卫（即在表的阴阳气血）不和、不足的慢性银屑病，要获得正汗就需要用到桂枝类方。不仅是本文中提到的三个方子，其他如小建中汤、炙甘草汤、桂枝芍药知母汤等都有用于银屑病治疗的机会。

《中医十大类方》中桂枝类方包括 24 首方剂，主治各不相同，但或多或少都能看到桂枝汤证的影子。桂枝汤为"古代的补益剂""非发汗方","是针对皮肤干枯、舌淡调理体质的方",这些描述均提示桂枝类方中的很多方子具有改善皮肤干枯的作用。一些慢性银屑病患者皮损以干燥、脱屑为主,选用桂枝类方治疗,多可获得很好效果。苓桂术甘汤是"桂枝类方中的利水剂……凡长期疲劳、紧张、嗜好寒冷之物,均可以使阳气受损,体内的水液停留不化而致病"。我们认为阳气受损因于"医源性损伤"者不容忽视。我国基层滥用抗生素的现象非常普遍,很多时候会有阳气损伤导致水饮为病的情况,这就要求中医辨证时重视滥用抗生素引起的"药邪"。治疗银屑病使用苓桂术甘汤的指征有:滥用消炎药史,舌偏胖水滑,汗易出而不匀(汗难出而不匀多用麻黄加术汤)。误用抗生素治疗上呼吸道感染,是很多急性点滴型银屑病的重要诱因,对这类患者最初需要用麻黄类方(如苓桂术甘汤)使腠理开泄。

4. 要"全层次辨证,全方位治疗"

患者张某,男,39岁,太原人,银屑病史22年。患者22年前无明显原因发病,皮损表现为全身散在的点滴状鲜红色斑丘疹,于太原市某医院诊断为"银屑病"。为治疗该病,患者先后在太原市某医院、山西省某医院及北京某医院就诊,经过诊疗后皮损仍反复发作,呈现冬季加重、夏季减轻的特点。2019年患者开始接受广汗法治疗,间断地口服中药,皮损基本消退。2022年1月4日患者再次就诊,此次就诊时自述夜间盗汗20余年。头背部出汗较多,平素畏寒,手足及下肢寒凉明显,四肢散在少量皮损。给予抗玫方口服,具体方药如下:生地黄24g,紫草15g,苦参9g,金银花12g,

大青叶 10g，白鲜皮 18g，炒槐花 10g，白蒺藜 10g，赤芍 10g，防风 6g。6 剂。给予麻黄汤口服，具体用药如下：生麻黄 15g，桂枝 10g，苦杏仁 9g，甘草 5g。6 剂，日 1 剂，早午饭前分服。

2022 年 1 月 9 日：服药后夜间盗汗频率明显减少（1～2 次／周），出汗量明显减少，大便偏稀，1 次／日。患者虽盗汗减轻，但手足心汗出仍较多，继续给予抗玫方同前，6 剂。剂量及服法同前。

2022 年 1 月 15 日：患者近 1 周夜间盗汗频繁，夜间易醒，醒后可自行入睡，大便偏稀，1 次／日。患者皮损整体消退。继续给予麻黄汤、抗玫方同前，3 剂。剂量及服法同前。

2022 年 1 月 18 日：服前药后夜间盗汗减少，夜间易醒无明显变化，醒后可自行入睡。畏寒明显减轻，手足及下肢寒凉减轻。因患者睡眠易醒，考虑麻黄量大导致，给予抗玫方同前，改麻黄汤为越婢汤，具体用药如下：生麻黄 6g，大枣 4g，白术 4g，甘草 2g，石膏 8g，生姜 3g。6 剂，日 1 剂，早午饭前分服。

2022 年 1 月 24 日：患者夜间盗汗减轻，睡中醒一次，醒后可自行入睡。身体温热感较前明显，手足及下肢寒凉减轻，手足心汗出较前减少。用药同前。

2022 年 1 月 29 日：患者睡眠正常，盗汗明显减轻，睡眠好转。身体温热感明显，手足及下肢寒凉减轻，手足心汗出较前明显减少。皮损明显消退。出院后服药同前。

按：我们认为，"汗"是治疗银屑病的关键，"热"是身体恢复健康的基础。从长期的临床观察来看，凡是大汗、暴汗这种剧烈的汗出现象，对皮损的伤害远大于其所能带来的好处。广汗法所追求的"汗"在"正汗四要素"里有过详细的描述，凡是不属于"正汗四要素"的都统统可以归属于"病汗"。

以这位患者为例，长时间的夜间睡眠后汗出偏多，中医将这种现象称为"盗汗"。盗汗不一定属于虚，湿和热也会导致夜间汗出偏多。同时患者头背部容易汗出，而且怕冷，尤其是手脚和小腿很明显。从中医角度而言，又有"湿"，又有"热"，又有"寒"，这种情况怎么用药？如何入手？这就是我们提出用药"三明治"思路的原因（详看"三明治"）。我们认为，人体是一个复杂的系统，尤其是慢性疾病（时间久、反复发作、多种疾病合并）情况下，各种反应均会出现。这期间患者所描述的所有症状不能只从"真假"的角度去辨别，即所有的症状没有"真象""假象"的区别；它们都是真象，这些症状是疾病导致的在不同层次、不同脏腑的表现而已。面对这种复杂的现象，有些时候是需要"抓主症"，即只针对一点去用药而达到目的。而有些时候则是需要"面面俱到"、同时发挥，这个时候用药大多会寒温并用、表里同治。就如该患者一样，在麻黄汤的基础上加上抗玫方，看似杂乱，但是所应对的情况却是湿邪郁在内，日久湿邪不去而化热，里热而表闭不通。故而有怕冷，尤其是手足偏冷的现象。服药后患者睡眠、畏寒均好转。

我认为麻黄类方使用的时候特别需要注意患者的汗出、食欲、睡眠、小便、心率等方面的问题。在《伤寒论》中关于麻黄汤使用的禁忌情况就有10余条，可见用药不能不精。这也是患者服用麻黄汤后出现失眠的现象时及时停药，改用其他方剂的原因。

5. 热而无汗，让治愈银屑病成为可能

患儿孙某，男，13岁，患银屑病6年。家长说6年前的秋天，不知道为什么孩子身上就长出了很多红疹子，山西多家医院均诊断为银屑病，间断口服及外用药物（具体不详），皮损呈冬季加重、夏季减轻规律。1月前因天气转凉而皮损突然增多，间断口服中药（具体不详），效果不佳，皮损加重，逐步蔓延至全身，后经人推荐就诊于我处。

孩子现精神、食欲可，眠差，入睡困难，四肢偏凉明显，大便1天1次，不干不稀、顺畅，小便正常。全身散在大面积斑片状斑丘疹，色红，较密集分布在臀部、背部及四肢，身上皮损较厚，上布白色片状鳞屑，刮去上面的薄膜可见小的出血点，瘙痒明显，间有抓痕。脉细弦，舌苔薄白。

考虑孩子身上皮损较厚，集中于臀部、背部及四肢，属于太阳经范围，且既往皮损重冬轻夏，此次发病受到气温影响，故给予中药续命汤加减散寒除湿，具体方药如下：甘草9g，生麻黄9g，桂枝9g，当归9g，干姜9g，石膏9g，苦杏仁6g，沙参9g。9剂，日1剂，早晚饭前服。

2022年9月15日：现精神、食欲佳，服药后夜间入睡明显好转，大便1天1次，不干不稀、顺畅，小便正常，余同前。患者皮损消退趋势较好，属于正盛邪退，继续给予中药续命汤加量，具体方药如下：甘草17g，生麻黄27g，桂枝19g，当归9g，干姜9g，石膏

33g，苦杏仁 12g，沙参 9g，生姜 9g，大枣 6g。8 剂，日 1 剂，早晚饭前服。

2022 年 9 月 23 日：精神、食欲、睡眠佳，四肢偏凉缓解。大便 1 天 1 次，不干不稀、顺畅，小便正常。四肢末端皮损明显回缩变薄，臀部及大腿皮损局部中空变薄、鳞屑较前减少，胸背部散在少量点滴状鲜红色新发皮损，瘙痒仍较明显。脉细弦，舌苔薄白。给予中药续命汤加量，具体方药如下：甘草 24g，生麻黄 36g，桂枝 28g，当归 18g，干姜 18g，石膏 42g，苦杏仁 18g，沙参 18g，生姜 9g，大枣 6g。6 剂，日 1 剂，早晚饭前服。

2022 年 9 月 30 日：精神、食欲、睡眠佳，四肢偏凉进一步缓解。大便 1 天 1 次，不干不稀、顺畅，小便正常。双上肢及小腿皮损明显回缩变薄，臀部及大腿皮损局部中空变薄、鳞屑较前明显减少，全身散在少量点滴状鲜红色新发皮损。脉细，舌苔黄腻。给予中药续命汤减量，具体方药如下：甘草 9g，生麻黄 9g，桂枝 9g，当归 9g，干姜 9g，石膏 9g，苦杏仁 6g，沙参 9g。9 剂，日 1 剂，早晚饭前服。

2022 年 10 月 8 日：精神、食欲、睡眠佳，四肢已不凉，全身有温热感。大便 1 天 1 次，不干不稀、顺畅，小便正常。全身皮损质地变软变薄，瘙痒较前缓解、鳞屑减少，新发皮损逐步消退。脉弦，舌苔薄白。继服中药续命汤同前，12 剂，日 3 剂，早晚饭前服。

2022 年 10 月 13 日：精神、食欲、睡眠佳，全身温热感明显，大小便如常。全身皮损明显变软变薄，瘙痒明显缓解，鳞屑明显减少；新发皮损逐步消退。脉弦，舌苔薄白。继服续命汤同前，6剂，日2剂，早晚饭前服。孩子诸症明显改善，病情平稳，后续予巩固治疗。

按： 我们认为对于银屑病，应该观察其聚散，即密度越大，治疗越难；皮损越是薄的、软的、散的，越是容易治疗。这个孩子皮损是偏硬的、偏聚的，属于不容易治疗的。从动静来分阴阳，这个皮损更多是静的，动不起来，中医上讲：阳证易治，阴证难疗。这个孩子要想治疗变得顺畅，就必须由阴转阳，就是"动起来"。怎样才能动起来呢？尽量热不出汗。尽量热的话，身体是有出汗的趋势的，但是我们还不让它出汗，控制在出与不出之间，这就叫"中"。

通过大量的临床案例，我们发现：银屑病皮损处不会出汗，出汗的地方不会得银屑病。让不"会"出汗的患者出现出汗的趋势并保持，适当辅以温热类药物加持，身体就会像个热气球一样充起来，不通的地方就打通了，聚结的郁热消散了，气血顺畅了，疾病恢复自然快了。基于这个结论，便有了广汗法，有了广汗法治愈银屑病的理论探讨和实践摸索。

6.无汗而热，速治反复不愈的银屑病

患者李某，女，14岁，患银屑病两年。家长述两年前没有明显原因，身上长出了黄豆大小的鲜红色斑丘疹，伴有瘙痒，在山西某中医院诊断为"银屑病"，后口服中药（具体不详）、复方甘草酸苷等，外用卡泊三醇等治疗，效果不好，皮损反复、时轻时重。

两周前天气转凉后，身上的皮损加重，长出了大量新起疹点，瘙痒明显，为求进一步治疗，就诊于我处。

孩子现精神、食欲、睡眠可，全身怕冷明显，腹部、腰臀部及双下肢凉、不出汗，紧张时手脚心出汗偏多，时有烦躁。大便1~2天1次，偏干，有便不尽感，小便正常。可见全身密集性斑丘疹，上布白色鳞屑，刮去上面的薄膜可见小的出血点，较密集分布在前胸、背部及四肢，连接成片，颜色暗红、干裂、瘙痒明显，其上可见抓痕，新起疹点黄豆至硬币大小。舌苔白腻，舌下淡凝暗瘀；左关细滑，右关弦滑。

孩子皮损厚硬、色暗、干裂，大便不畅，全身怕冷，给予葛根汤口服，具体方药如下：葛根20g，麻黄15g，桂枝10g，生姜15g，赤芍10g，甘草片10g，大枣12g。6剂，日1剂，早午饭前分服。予以葛根芩连汤口服，具体方药如下：葛根24g，黄芩、黄连各9g，甘草6g。6剂，日1剂，早晚饭前分服。给予柴胡桂枝干姜汤口服，具体方药如下：桂枝18g，甘草片12g，北柴胡48g，天花粉24g，黄芩片18g，牡蛎12g，干姜12g。6剂，日1剂，早晚饭后分服。予以桂枝加龙骨牡蛎汤，具体用药如下：煅龙骨、赤芍、桂枝、煅牡蛎、生姜各30g，大枣24g，甘草20g。6剂，日1剂，早晚饭后分服。

2023年5月25日：精神、睡眠、饮食可，服药后全身较前转热，怕冷减轻，腹部、腰臀部及双下肢凉好转、时有微汗，上身及手脚心出汗减少，心情好转，烦躁减轻。大便1天1次，偏稀、顺畅，已无便不尽感，小便正常。皮损逐渐变薄，全身皮疹消退明显，皮肤瘙痒减轻，背部、臀部新起疹点逐渐消退。患者自诉近日视物模糊。左关细弦缓，右关弦滑；舌苔腻减，舌下淡凝暗瘀。继服葛根汤及柴胡桂枝干姜汤，剂量同前。

2023 年 5 月 28 日：精神、睡眠、饮食可，服药后全身较前进一步转热，怕冷明显减轻，腹部、腰臀部及双下肢基本不凉、时有微汗，上身出汗可控，手脚心出汗减少，心情好转，烦躁进一步减轻。大便 1 天 1 次，偏稀、顺畅，已无便不尽感，小便正常。全身皮损逐渐变薄，大部分消退，露出白色消退印迹，背部、四肢遗留少量厚硬皮损，时有瘙痒，无新起疹点。继服葛根汤及柴胡桂枝干姜汤，剂量同前，随后继续巩固治疗。

按：患儿"受凉"后容易出现皮损加重，且全身怕冷明显，腹部、腰臀部及双下肢凉，舌苔白腻，舌下淡凝暗瘀，左关细滑，右关弦滑，综合分析，此为整体运化不足、力量不够，体内产生病理产物，郁而化热，加之对皮损有心理负担，故时有烦躁。治疗上围绕"无汗而热"四字原则，希望患儿服药后能让出汗变匀——能出汗的地方控制住不要让其出汗，不能出汗的地方希望有能出汗的能力。即全身都有出汗的能力，但能控制住不让其出汗，这样再配合服用温通的药物，令身上"无汗而热"，则表郁得开、郁热自散，在恢复身体正气功能的同时，使皮损自己消退，这才是治疗本病的方法。此时代谢旺盛，整体运化力量充足，则郁热减轻，心情烦躁好转。

四、治愈银屑病

1.围绕热而无汗，解决十五载银屑病

患者郑某，男，33岁，患银屑病15年。15年前因为住的地方潮湿，郑某左小腿和头部出现了散在的斑丘疹，上面有白色的鳞屑，在当地诊所诊断为"银屑病"，后在当地诊所、山西某医院开始了漫长的治疗，平时口服中药、复方甘草酸苷等，外用卡泊三醇治疗，效果都不是很好，潮湿、饮食不节都会加重皮损。

两周前着凉后郑某身上出现大量新起的疹点，上面有白色的片状鳞屑，刮去上面的薄膜可以看见有一个小的出血点，密集的地方连成一片，皮损又干又厚，小的有黄豆大小，大的有硬币大小。因为皮损痒，上面可以见到抓痕。经别人推荐来我处就诊。郑某现精神、饮食和睡眠都可以，大便前半段偏干、后半段偏稀，小便偏黄，现在感觉全身明显怕冷，腰臀部和下肢凉，且不容易出汗，上半身出汗较多。脉左关细弦滑，右关弦滑；舌苔白腻，舌下淡凝暗瘀。

郑某全身怕冷明显，腰臀部及下肢凉且不易出汗，上半身出汗多，是整体的不足导致了局部的不通。整体不足表现为：全身明显怕冷，腰臀部及下肢凉且不易出汗；整体不足，体内运行不畅，导致局部郁热，所以上半身出汗多。所以治疗上应用温通的药物，同时控制上半身的出汗，让身体处于无汗而热的状态，散掉局部的郁热，温通整体的寒凉，四诊合参，辨证后予麻黄附子细辛汤口服，具体如下：麻黄6g，附片6g，细辛6g。甘麦大枣汤口服，具体如下：大枣60g，浮小麦160g，甘草片60g。予以栀子豉汤口服，具体如下：

栀子 40g，淡豆豉 40g。各 7 剂，日 1 剂，早晚饭前分服。

2022 年 4 月 19 日：郑某大便日 1~2 次，偏稀、顺畅，小便黄好转，感觉身体较前转热，怕冷减轻，皮损较前转红。全身皮损逐渐变薄变淡，背部、腰部、四肢部分皮损偏厚硬，皮肤瘙痒减轻。

2022 年 4 月 27 日：郑某大便日 1 次，偏稀、顺畅，小便正常，腹部、腰臀部及双下肢较前转热，上身出汗减少。全身皮损变薄变淡，皮肤瘙痒减轻，裂口逐渐愈合，近日无新起疹点。左关弦滑，右关缓滑，舌苔薄腻，舌尖略红，舌下淡凝。予麻黄附子细辛汤加知母 24g、生石膏 64g，7 剂。

2022 年 5 月 5 日：郑某大便日 1 次，成形、顺畅，小便正常，腹部、腰臀部及双下肢较前转热、时有微汗，上身出汗减少。全身皮损大部分消退，露出白色消退印迹，四肢部分厚硬皮损逐渐变薄，皮肤瘙痒减轻，已无裂口，无新起疹点。左关弦滑；右关缓滑，舌苔薄白，舌尖红减，舌下淡凝瘀减。

郑某诸症好转，疗效满意，随后继续巩固治疗。

按：整个治疗过程始终围绕"热而无汗"，即"阳气内蒸而不骤泻"，此时的状态有利于打通身体局部的不通，使身体整体运行顺畅，恢复到原本健康的状态，则诸症好转、皮损消退。故治疗是治"人"，并非盯着"病"去治。麻黄附子细辛汤是加快身体整体的运化，帮助全身变热，同时加栀子、淡豆豉疏通局部的郁热，加甘麦大枣汤帮助患者容易出汗的地方减少出汗，后续治疗也围绕"无汗而热"，十五载的银屑病得以解决。

2.全身怕冷下身凉，无汗而热百病消

患儿李某，女，7岁，患银屑病10月余。孩子的父母说10个月前生了一场感冒后，患儿身上长出了很多散在的小疹子，在当地医院被诊断为"银屑病"，当地医院予以口服复方甘草酸苷片，外用莫匹罗星软膏、丙酸氟替卡松乳膏治疗，皮损时好时坏；辗转又去了其他医院治疗，医院予以外用他卡西醇软膏、他克莫司软膏、卡泊三醇、卤米松乳膏等，还是时轻时重，反复不愈。1个月前由于治疗效果不佳，自行停药，停药后皮损开始加重，有大量新起的皮损，经他人推荐来我处就诊。

刚见这个患儿，观察发现其精神、睡眠还不错，不好好吃饭，喜欢挑食，全身怕冷明显，腹部、腰臀部及双下肢凉，且不易出汗，上身汗出较多，大便2~3天1次，偏干，小便正常。查体：全身散在大面积斑丘疹，伴有鳞屑，较密集分布在前胸部、背部、腰臀部及四肢，连接成片，皮损较厚干裂，上布白色片状鳞屑，刮去上面的薄膜可见小的出血点，间有抓痕，新起皮损色暗厚硬。左关弦滑，右关缓滑；舌苔白腻，舌下淡凝暗瘀。

《素问·阴阳应象大论》中提出："察色按脉，先别阴阳。"患者7岁，正是一团火的年纪，却怕冷明显。以此为切入点，结合这个患者上身出汗偏多，皮损色暗厚硬，给予桂枝汤口服，具体用药如下：桂枝30g，赤芍30g，生姜30g，甘草20g，大枣24g。5剂，日1剂，早晚饭前分服。予以四甲散口服，具体方药如下：鳖甲5g，鸡内金5g，龟甲5g，炮山甲（注意使用替代品）5g。

5 剂，日 1 剂，早晚饭后分服。

2022 年 10 月 25 日：精神、睡眠可，食欲仍不佳，服药后全身较前转热，怕冷减轻，腹部、腰臀部及双下肢较前温热，但仍不出汗，上身出汗减少。大便 1 天 1 次，成形、顺畅，小便正常。全身皮损逐渐变薄、较前转红，外擦药物治疗后皮损较前变润，瘙痒减轻，有少量新起疹点。左关细弦滑，右关缓滑；舌苔白腻，舌下淡凝暗瘀。继服桂枝汤、四甲散，剂量同前。

2022 年 10 月 30 日：精神、睡眠可，食欲时好时坏。大便 1 天 1~2 次，偏稀，小便正常。治疗后全身较前进一步转热，怕冷减轻，腹部、腰臀部及双下肢转热，时有微汗，上身出汗可控。全身皮损变薄变淡，脱屑减少，大部分皮损消退回缩明显，露出白色消退印迹，四肢、背部部分皮损偏厚硬，皮肤较前变润，时有瘙痒，已无新起皮疹。左关弦缓滑，右关缓滑；舌苔白腻，舌下淡凝暗瘀减。考虑患者全身较前转热，上身出汗可控，部分皮损偏厚硬，给予温经汤加减口服，具体方药如下：赤芍 12g，生姜 12g，甘草 8g，当归 12g，肉桂 12g，川芎 12g，牡丹皮 12g，姜半夏 15g，益母草 30g，麦冬 30g，吴茱萸 18g，北沙参 12g。7 剂。予以桂枝汤口服同前，7 剂。

2022 年 11 月 3 日：精神、饮食、睡眠好。大便 1 天 1 次，偏稀，小便正常。治疗后全身温热，怕冷减轻，腹部、腰臀部及双下肢转热，时有微汗，上身出汗可控。全身皮损变薄变淡，脱屑减少，大部分皮损消退回缩明显，露出白色消退印记，四肢、背部遗留少量厚硬的皮损，皮肤较前变润，已无新起皮疹。左关弦缓，右关弦滑；舌苔薄白，舌下淡凝暗瘀减。患儿病情好转，皮损逐渐变薄消退，疗效满意，继续巩固治疗。

后孩子因其他问题在门诊就诊，询问其近况，皮损未复发。

按：孩子诊断银屑病 10 个月期间，口服及外用药物，皮损时轻时重。我们用了 15 天的时间，皮损几乎全部消退，后续在门诊巩固治疗后，皮损未复发。这提示我们：银屑病不单是一个皮肤病，它是身体反映给我们的信号——即身体出现了问题。我们针对孩子怕冷、腹部、腰臀部及双下肢凉，使用温通的药物，让容易出汗的部位控制住不出汗，不容易出汗的部位有出汗的能力，让身体处于无汗而热的状态，机体此时代谢旺盛，使体内的病理产物得以祛除，皮损消退，身体不通的部位得以打通，身体整体的情况变好。

3.银屑病汗出不畅，则表现为"以疹代汗"

患者刘某，女，26 岁，患银屑病 6 个月。患者于 6 月前无明显诱因右侧额部出现黄豆大小红斑，伴有皮屑脱落，不伴瘙痒、疼痛感，后自行消退，未予重视。两月前红斑面积逐渐变大至大鱼际大小，伴发红、鳞屑、皮下颗粒感，自述不易汗出，吹空调冷气时皮损加重，泡澡得汗后减轻，不伴瘙痒、疼痛。为求进一步治疗，于 2021 年 9 月 16 日就诊于广汗法研究室门诊。刻下症：精神一般，纳眠可，大便日 1~2 次，正常，小便偏黄，平日喝水不多。舌淡白，舌下瘀，脉浮滑有力，BMI $19.28kg/m^2$。

既往史：既往怕冷明显，一入冬便手脚冰凉，夏天不怕热，但冬夏均喜凉食。平素不易上火，不易出汗，夏季也很少汗出，不喜饮水，食生姜后起荨麻疹。

月经史：近两月来月经量较前减少，伴下颌部长痘，痛经，有血块，月经周期规律。

西医诊断：银屑病。

中医诊断：白疕。

治疗方案：大青龙汤。

药物：麻黄18g，桂枝6g，甘草6g，杏仁6g，生姜9g，大枣6g，石膏24g。

服法：始服1/4剂，日两次，要求只在上午早饭后服用，间隔两小时，服后温覆裹衣被，务求微热微汗。

特别注意：麻黄有"发其阳"的作用，同时有"拔肾根"的副作用，在临床运用麻黄类方时要注意监测"服麻黄五看"——睡眠、小便、心率、食欲、汗出。即在保证患者纳眠好的前提下，不能出现心烦心率过快、小便困难、汗出过多等情况。在麻黄类方使用过程中要多方兼顾，太过与不及均需预防，严密监测"服麻黄五看"，注意及时"刹车"。

2021年9月23日：患者从小剂量开始，每日服1/2剂"投石问路"，服完3剂，未出现"服麻黄五看"的不利情况。皮疹颜色变淡，颗粒感减轻，出汗趋势明显，精神、饮食、睡眠均可，大便日1~2次，小便黄减。舌淡白，舌下瘀，脉浮滑有力。治疗方案：继续服原方加量，1次1/2剂，1日两次，早午饭后分服。

2021 年 10 月 12 日：患者服上方 7 剂，加量后未出现"服麻黄五看"的不利情况。皮损已基本不红，逐渐消退，出汗变得容易，汗量较前略多，精神可，眠可，二便可。舌淡白，舌下瘀减，脉浮滑有力。

治疗方案：继续服用原方加量，1 次 1/2 剂，1 日 3 次，早午晚饭后 10 分钟服用。

2021 年 10 月 21 日：四诊同三诊症情及方案，未加量，一切均在向好。

2021 年 10 月 28 日：患者头上出汗情况明显变好，皮损已完全消退，身体整体变热，现爱喝热水，且喝水量增多，原来夏天亦不易出汗，现在（接近入冬时节）可微微见汗，且汗出较易，白天较前更为精神，二便正常，月经量转为正常，痛经程度明显减轻，未有血块。方药同前：14 剂，日 2 剂，1 日 3 次，早饭后 1 剂，午晚饭后各 1/2 剂，自觉眠浅易醒时停药。

2021 年 11 月 4 日回访，诸症均好，皮损完全消退。患者于 11 月 3 日出现眠浅易醒情况，属"服麻黄五看"中的不利情况，停药后睡眠恢复。

按：阳加于阴谓之汗，从"汗出状态"来审查机体内部水火是否在其位、得其量，气机之通塞是否正常，肌表之开阖是否得宜，通过"汗出状态"来诊断疾病、以"汗出正常"为指标来治疗疾病，是为"正汗指征诊疗体系"，即"广汗法"。凡机体上下阴阳不相合、机体表里气机不通畅，均可表现为汗出障碍，或汗多、汗少，或汗出不匀，或汗出不缓，或汗出不续等，从整体、汗出、局部三方面审症求因，不拘泥于某一类方药，如热实化燥的无汗症用大承气汤、增液汤；中焦枢机不利的汗出不匀用理中汤、建中汤；寒湿阻滞导致的上身汗多、下肢凉而无汗用防己茯苓汤、散膝汤，均可使汗出正常而疾病得愈。

该患者之汗出障碍，病机为腠理寒闭，体内热郁不能发越。整体上看，在外、在上的寒闭表现为入冬则怕冷、手脚凉，夏天都不易出汗，夏天不怕热，不喜饮水；气不通畅，在里、在下的热郁表现为小便黄，食生姜后起荨麻疹，月经前长痘。患者素体腠理寒闭，体内郁热，受凉后肌表寒闭加重，进一步加重里之热郁、表之无汗，邪无出路，导致皮肤局部出现"以疹代汗"的结果，发为银屑病。

患者始终只服大青龙汤一方，将息法服用。大青龙汤以麻黄汤加石膏、生姜、大枣组方而成，其麻黄量是麻黄汤中的两倍，发汗之力尤峻，加上大剂石膏清解郁热，尤善治疗"不汗出而烦躁"者。寒闭热郁胶结难解之时，需要大开大散之剂，如果汗出郁散，邪有出路，则会"以汗代疹"，保持正常的汗出状态，便可病愈不复。虽然已经比原方中的麻黄六两同比例减少了很多量，但是使用时还是要格外小心，这就是我们采用以下两个措施的用意，一为从1/4剂始服，二为刚开始只在上午服。

在保证安全的前提下，攻邪要速，不速则容易贻误病机，这就需要用到广汗法之"将息法"——不知则加、中病即止。在本案中我们看到，初始投石问路，每日仅用1/2剂，之后逐渐增加服药的次数和单次服药的量，到最后每日剂量用到了2剂，终于在1个多月的时间里，安全、有效地攻克了患者的"无汗症"，同时患者其他方面的情况也都在变好。另，患者自述对生姜过敏，"食生姜后起荨麻疹"，大青龙汤中有生姜三两，可是在服用大青龙汤后，却从未发生过敏反应，看来我们需要重新看待所谓的过敏——欲散而不得散，表现在外即是过敏，这个时候也许治疗不应该抑制散的趋势，而是应该使散尽快到位。

4. 银屑病患者，汗出、二便、睡眠是治疗的着手点

患者赵某，男，53岁，因"全身皮肤散在红斑、鳞屑10余年，加重伴瘙痒1月余"就诊于广汗法研究室。患者自述2002年因受凉感冒后脚趾甲呈顶针甲、变形，渐增多至每个手指甲、脚趾甲，双肘、臀部、头部散在分布红斑、鳞屑，在北京某医院确诊为银屑病。服用甲氨蝶呤等药物后全部消退，后每于秋冬交际时加重，间断通过中药、维A酸、甲氨蝶呤、光疗等治疗。半年前在我院住院治疗3周，病情稳定后出院。1月前患者皮损再次加重，现患者头部、前胸、后背、肘部红斑、鳞屑散在分布，双下肢红斑、鳞屑呈大面积分布，皮损厚硬，色暗红，手指甲、脚趾甲皮损厚硬。头部易出汗，上半身汗出可控，双小腿可微汗。自发病以来，精神、食欲可，大小便正常，入睡差，体重无明显变化。刻下症：全身皮肤散在红斑、鳞屑伴瘙痒。

既往史：2型糖尿病病史两年，运动、饮食控制，血糖控制可，2010年车祸致右腓骨骨折行内固定手术，有心律不齐病史，有胆囊

结石病史，否认肝炎、结核等传染病史，否认输血史，否认食物、药物过敏史，预防接种史不详。

西医诊断：寻常型银屑病，2型糖尿病，胆囊结石。

中医诊断：白疕。

治疗：予桂枝汤口服。具体方药如下：赤芍12g，大枣15g，甘草8g，桂枝12g，生姜12g。服法：10剂，早晚饭后水冲服，日1剂。予四逆汤口服，具体方药如下：附子30g，干姜30g，甘草30g，生地黄90g。服法：2剂，日1剂，水冲服，早晚分服。单开赤芍30g，服法：15剂，根据大便情况调整用量。观察病情变化。

2017年4月8日：患者畏寒、恶风减轻，手脚凉减轻，头部、前胸、后背、肘部红斑、鳞屑散在分布，双下肢红斑、鳞屑呈大面积分布，皮损厚硬，色暗红，手指甲、脚趾甲皮损厚硬。头部汗出可控，上半身汗出可控，双小腿可微汗。精神、食欲可，大小便正常，入睡差，体重无明显变化。予桂枝汤同前，服法：30剂，早晚饭后水冲服。给予四逆汤口服同前，服法：12剂，日2剂，水冲服，早晚分服。

2017年4月13日：患者畏寒、恶风明显减轻，手脚凉明显减轻，头部、前胸、后背、肘部红斑、鳞屑较前变薄，双下肢红斑、鳞屑呈大面积分布，皮损较前变薄，色暗红。头部汗出可控，上半身汗出可控，双小腿可微微出汗。精神、食欲可，大小便正常，入睡一般，腰部酸困疼痛。继续予四逆汤加减口服同前，服法：15剂，日3剂，水冲服，早晚分服。单开淫羊藿30g，服法：15剂，水冲服。给予桂枝汤口服同前，服法：50 剂，早晚饭后水冲服。给予口服中药，具体方药如下：乳香 10g，没药 10g，当归 10g，丹参 10g。5 剂。继续甘麦大枣汤，具体方药如下：大枣 30g，浮小麦 80g，甘草 30g。服法：5 剂，日 1 剂，水冲服，睡前服。

2017 年 4 月 18 日：患者畏寒、恶风明显减轻，手脚凉基本缓解，头部、前胸、后背、肘部红斑、鳞屑较前变薄，双下肢红斑、鳞屑较前变薄，色暗红。头部汗出可控，上半身汗出可控，双小腿可微汗。精神、食欲可，昨日大便 3 次，便稀，小便正常，入睡可，腰部酸困、疼痛明显减轻。嘱患者注意腰部保暖，增强腰背肌锻炼，给予四逆汤同前，服法：6 剂，日 3 剂，水冲服，早晚分服。单开淫羊藿 30g，服法：26 剂，水冲服。继续予以桂枝汤口服，服法：2 剂，早午饭后水冲服，遵医嘱渐加量。

2017 年 4 月 20 日：患者畏寒、恶风缓解，手脚凉缓解，头部、前胸、后背、肘部红斑、鳞屑变薄，双下肢红斑、鳞屑变薄，部分消退。头部汗出可控，上半身汗出可控，双小腿可微汗。精神、食欲可，昨日大便 3 次，便稀，小便正常，入睡可，腰部酸困疼痛缓解。患者病情平稳，疗效满意，嘱患者合理运动，控制汗出；禁食生冷食物；调畅情志；定期门诊复查，不适随诊。

按：寻常型银屑病根据病情发展可分为 3 期。进行期：旧皮损无消退，新皮损不断出现、皮损炎症浸润明显，周围可有红晕，鳞屑较厚，针刺、手术、挠抓等损伤可导致受损部位出现新的典型银屑病皮损，称为同形反应；静止期：皮损稳定，无新皮损出现，炎症较轻，鳞屑较多；退行期：皮损缩小或扁平，炎症基本消退，遗留色素沉着或减退斑。该患者现处于进行期，嘱患者避免搔抓，以免产生新的皮损；患者体质偏阴、偏凉，易畏寒、恶风、手脚凉，故用药多偏于温热，饮食的选择和药物的寒热属性也应保持一致，选择食物的原则应是：多食性质温热，有助于身体温通的食物，如羊肉汤、小米粥、温酒等；禁食性质寒凉，不利于身体温通的食物，如猪肉、生冷食品、饮料等。

针对银屑病患者，临床中我们发现，汗出、二便等均是人体重要的排泄通道，如果人体的糟粕不能及时通过正常途径排出体外，则会导致许多的问题。同理，我们通过汗出、二便、睡眠等这些外在异常改变来作为着手点，并通过采取相应措施，干预通路，给邪以出路，纠偏复正，并以此为"瞭望口"窥探身体内部的变化情况，从而达到"邪去则正安"，此为广汗法的核心思想。广汗法纯中医病房立足整体，立足于患者的长远健康，从二便、汗出、睡眠等方面着手，不仅解决了患者的皮损问题，还达到了治一病多恙并除的奇效。

5.压下去不等于不存在，治病当顺势而为

患儿钱某，女，9岁，患银屑病7月余。患儿7个月前没有明显诱因左上臂出现了散在的疹点，当地医院诊断为银屑病，给予了卡泊三醇外用治疗，效果不佳，皮损逐渐蔓延至全身，上有白色的片状鳞屑。后给予消银颗粒和中药（具体不详）治疗，皮损时轻时重，反复不愈。1个月前停上述药物后皮损加重，后背、四肢有大量新起的疹点，诉瘙痒严重，抓痕明显，为求进一步诊治，来门诊就诊。

患儿现精神可，食欲好，因皮损剧烈瘙痒而入睡困难、夜间易醒。全身怕冷明显，腹部、腰臀部及四肢凉、不出汗。大便1~2天1次，偏干、黏滞，便不尽感明显，小便正常。全身大面积斑片状斑丘疹，色暗红，较密集分布在背部、腰臀部、腹部及四肢，皮损厚硬、干燥，上布白色片状鳞屑，刮去上面的薄膜后可见小的出血点，抓痕明显。左关细弦缓，右关弦滑；舌苔白腻，舌下淡凝暗瘀。

患儿怕冷明显，皮损色暗厚硬，综合考虑后，我们拟定温通方案，给予肉桂汤加味口服，具体方药如下：肉桂30g，赤芍30g，生姜30g，甘草20g，大枣24g，鹿角胶24g。6剂，日1剂，水冲200ml，早晚饭前服。予以三甲散口服，具体用药如下：鳖甲20g，鸡内金20g，龟甲20g。6剂，日1剂，水冲200ml，早晚饭前分服；给予小青龙汤加石膏口服，具体方药如下：麻黄6g，桂枝6g，赤芍6g，甘草片6g，姜半夏6g，醋五味子6g，细辛6g，干姜6g，生石膏4g。6剂，日1剂，水冲200ml，早晚饭前分服。予以大承气汤口服，具体方药如下：大黄8g，姜厚朴16g，麸炒枳实10g，芒硝6g。6剂，日1剂，水冲200ml，早晚饭后服。

2022年7月30日：精神可，食欲好，仍因皮损剧烈瘙痒而入睡困难、夜间易醒，全身怕冷减轻，腹部、腰臀部及四肢凉好转，大便1天1~2次，偏稀、顺畅，小便正常。查体：全身皮损逐渐变薄，脱屑减少，新起疹点逐渐变薄，皮损仍干燥、瘙痒明显。

左关弦滑，右关缓滑；舌苔白腻，舌下淡凝暗瘀减。继服肉桂汤加味，方药、服法同前；考虑孩子腹部、腰臀部及四肢凉好转，大便顺畅，停大承气汤，给予麻黄附子细辛汤加味口服，具体方药如下：鹿角胶 12g，细辛 3g，麻黄 3g，黑顺片 3g。6 剂，日 1 剂，水冲200ml，早晚饭后服。

2022 年 8 月 6 日：精神、饮食、睡眠可，全身较前转热，怕冷减轻，腹部、腰臀部及四肢凉进一步好转，近日手脚心出汗偏多。大便 1 天 1 次，成形、顺畅，小便正常。除四肢皮损仍厚硬外，其余皮损逐渐变薄变淡，回缩明显，脱屑减少，干燥、瘙痒减轻，无新起疹点。左关细弦滑，右关弦滑；舌苔腻减轻，舌下淡凝暗瘀减。继服肉桂汤加味，方药、服法同前。患儿四肢凉好转，手脚心出汗偏多，四肢皮损偏厚硬，给予小青龙汤和四逆汤加味口服，具体方药如下：麻黄 6g，桂枝 6g，赤芍 6g，甘草片 6g，姜半夏 6g，醋五味子 6g，细辛 6g，干姜 6g。7 剂，日 1 剂，水冲200ml，早晚饭后服。予以四逆汤口服，具体方药如下：干姜 30g，附片 30g，甘草片 30g。7 剂，日 1 剂，水冲 200ml，早晚饭后服。予以四逆散口服，具体方药如下：北柴胡 18g，麸炒枳壳 18g，赤芍 18g，甘草18g。7 剂，日 1 剂，水冲 200ml，早晚饭后服。

2022 年 8 月 12 日：精神、饮食、睡眠可，服药后自觉身体温热，已不怕冷，腹部、腰臀部及四肢基本感觉不到凉，手脚心出汗较前减少。大便 1 天 1 次，成形、顺畅，小便正常。全身皮损逐渐变薄变淡，回缩明显，大部分消退。左关细滑，右关弦滑；舌苔薄白，舌下淡凝暗瘀减。继服肉桂汤，方药、服法同前；患儿四肢凉好转，手脚心出汗减少，四肢皮损逐渐变薄，给予桂枝加龙骨牡蛎汤口服，具体方药如下：煅龙骨15g，煅牡蛎15g，赤芍15g，桂枝15g，生姜15g，大枣12g，甘草片10g。6剂，日1剂，早晚饭后分服。

2022年8月18日：精神、饮食、睡眠可，经治疗后全身较前转热，不怕冷，腹部、腰臀部及双下肢转热，时有微汗，手脚心出汗减少，上身出汗可控。大便1天1次，成形、顺畅，小便正常。全身皮损变薄变淡，脱屑减少，大部分皮损消退回缩明显，露出白色消退印记，四肢遗留少量厚硬皮损，皮肤较前变润，已无新起皮疹。给予温经汤口服，具体方药如下：当归24g，赤芍24g，生姜36g，肉桂24g，川芎24g，牡丹皮24g，姜半夏36g，麦冬60g，制吴茱萸36g，北沙参24g。7剂，日1剂，水冲200ml，早晚饭前服。给予小青龙汤、肉桂汤口服同前。

患儿诸症好转，疗效满意，随后继续在门诊巩固治疗。

按：患儿自发病刚开始7个月的治疗效果不是很好，停药后皮损加重，我们用了不到1个月的时间，身体的整体情况变好，皮损也基本消退，其实是治疗理念的不同，就像大禹与前人治水的理念不同——堵不如疏。患儿来就诊时全身怕冷，腹部、腰臀部及四肢凉，可能是经过7个月的错误治疗，损伤机体正气所致，外用及使用一些"压进去"的药物，身体的"垃圾"没有排出去，反而堆在体内，看不见不等于不存在，所以皮损只是会看起来变好，但老是反反复复，甚至停药后皮损会加重。我们在治疗过程中让身上变热、控制出汗，让身体处于高代谢的状态，提高整体的运化，将体内郁阻的邪气排掉，把身体不需要的"垃圾"顺应本能地清除出去，此时身体情况变好，皮损也会跟着变好，并且是彻底在变好。

6.通过"打压正气"的治法不可取

患者赵某，56岁，患银屑病6年。2019年11月5日初诊。患者6年前无明显诱因发病，间断全身散在大面积斑丘疹伴鳞屑，瘙痒剧烈，曾多地辗转治疗，自行服用过羚羊角粉、露蜂房，效均不佳。1个月前接触广汗法（正汗指征诊疗体系）后前来就诊，遂遵医嘱停用所有内服外用药物后，皮损越来越厚，小腿最为严重，呈斑块状，上覆银白色鳞屑，瘙痒明显。素体出汗不多，容易扁桃体发炎。刻下症：左关细弦滑，右关细缓；舌尖红，舌下淡暗、略瘀。既往体健。

西医诊断：寻常型银屑病。

中医诊断：白疕，郁火上犯证。

治法：行气化火，化瘀散结。

方药：予以桂枝茯苓丸口服。具体用药如下：桂枝、茯苓、牡丹皮、桃仁、白芍各15g。予以小柴胡汤加减，具体用药如下：柴胡30g，黄芩、人参、半夏、甘草（炙）、生姜（切）各9g，大枣（擘）4枚。7剂。服法：口服，渐加量，早午晚饭前服。

2019年11月10日：出汗变好，面部减轻明显，喉咙无不适（证明服上药未上火），小腿皮疹最厚，重度斑块，大便偏干。左关细弦，右关缓滑；舌尖苔薄白腻，舌下淡。予散膝汤口服，具体用药如下：黄芪 240g，石斛 120g，远志 90g，川牛膝 90g。7 剂，日 1 剂，早晚饭后分服。予四逆汤口服，具体用药如下：附子 30g，干姜 30g，甘草 30g。7 剂，日 1 剂，早晚饭后分服。予以桂枝茯苓丸口服，具体用药如下：桂枝 90g，茯苓 12g，桃仁 12g，牡丹皮 12g，赤芍 12g。7 剂，日 1 剂，早晚饭后分服。予以小柴胡汤加减，具体用药如下：柴胡 48g，黄芩 18g，党参 18g，生甘草 18g，生姜 18g，姜半夏 15g，大枣 20g。3 剂。服法：第 1 剂服 4 次，第 2 剂服 2 次，第 3 剂 1 次服下（即顿服）。

2019 年 11 月 17 日：面部皮损几乎全部消失，小腿可出汗，皮损明显变薄，肥厚皮损的中央已经完全变平，仅留一个"堤坝"，大便已不干。舌苔薄腻，舌下红，脉沉。继用上方，加入散结之药：水蛭 1g，炮山甲（注意使用替代品）1g，全蝎 2g。4 剂。服法：第 1 剂服 4 次，第 2 剂服 3 次，第 3 剂服 2 次，第 4 剂顿服，嘱边喝药边喝温酒疗。

2019 年 11 月 24 日：诸症均好转，小腿捂得少，出汗不好，嘱一定要加强小腿的出汗训练。停用外洗，口服药减量。

按：患者长期依赖含有激素的外用药膏，皮损看上去仿佛在变好，其实只是"粉饰太平"而已。通过打压正气的方式将本该清理出去的"垃圾"压回体内，机体无力祛邪外出，故看起来病证减轻，但只要一停用外用药，皮损立即"反弹"并愈加严重。患者比较好的一点是容易扁桃体发炎，这表明正气尚足（扁桃体是机体抗邪的第二道防线）。另一方面，该患者素体出汗不多，体温偏低，整体为阴证，故通过使用桂枝茯苓方、旺盛气血方等使机体由阴转阳，使咽部"动"起来，带动整体转热，热"化"皮损，借助小病治大病，整体病程比较顺利。

7. 银屑病治疗不要只想到麻黄、桂枝

患者傅某，男，19 岁，山西人，患银屑病 10 余年，2022 年 11 月 7 日初诊。患者 10 余年前无明显诱因出现双下肢散在斑丘疹，当时家长带他在北京某医院诊断为寻常型银屑病。医院给予了口服及外用药物（不详），皮损时轻时重，发作的特点是每年冬季加重、夏季减轻。每次皮损加重的时候家人予以口服中药（不详）和外用网购药物（不详）后皮损有缓解。但皮损反复发作，皮损厚硬、干裂。平时入睡很晚，基本每天都在凌晨 1~2 点才睡觉；大便量少，1 天 2~3 次；怕冷明显。全身散在斑丘疹，色暗红，因瘙痒明显而反复抓挠，皮损厚硬、干裂。

2022 年 11 月 7 日：患者怕冷明显，给予小青龙加二石汤（具体用药如下：生麻黄 6g，桂枝 6g，干姜 6g，五味子 6g，赤芍 6g，甘草 6g，姜半夏 6g，细辛 6g，石膏 4g，石菖蒲 4g）。7 剂，日 1 剂，早晚饭前分服。针对入睡困难，予以黄连阿胶汤，具体方药如下：黄连 16g，阿胶 12g，黄芩 8g，赤芍 8g。7 剂，日 1 剂，早晚饭后分服。患者皮损干裂明显，给予百合茯苓方加减，具体方药如下：炒鸡内金 18g，茯苓 60g，地黄 30g，百合 70g，酒大黄 3g，升麻 30g，鳖甲 5g。14 剂，日 2 剂，三餐前加睡前服。

2022 年 11 月 12 日：患者夜间瘙痒明显，影响睡眠，大便 1 次，成形、顺畅，量较前增多。服药后无不适，全身皮损脱屑减轻，皮损较前转鲜红，瘙痒减轻，有少量新起疹点。

2022年11月15日：服药后患者睡意明显，全身较前转热，怕冷减轻。皮损夜间瘙痒明显，烦躁不安。考虑患者怕冷减轻，皮损色暗厚硬好转，属于正气恢复中，效不更方，继续给予小青龙加二石汤，同前7剂，剂量及服法同前。予以黄连阿胶汤加量继服，具体方药如下：黄连32g，阿胶21g，黄芩16g，赤芍16g。7剂，日1剂，早晚饭后分服。患者皮损干裂明显，给予百合茯苓方同前14剂，日2剂，三餐前加睡前服。

2022年11月22日：患者睡眠好转，夜间11点入睡。皮损夜间瘙痒明显，烦躁不安，全身皮疹逐渐变薄，部分消退，脱屑减少，裂口逐渐愈合，新起疹点逐渐消退。给予小青龙加二石汤，同前7剂，予以麻黄附子细辛汤口服，具体方药如下：生麻黄6g，细辛6g，附子6g。7剂，日1剂，早午饭前分服。患者皮损逐渐变润，有睡意，皮损夜间瘙痒明显，烦躁不安，继续给予百合茯苓方、黄连阿胶汤同前14剂，日2剂，三餐前和睡前服。

2022年11月29日：患者睡眠明显好转，偶尔有夜间瘙痒。全身皮疹逐渐变薄变淡，大部分消退，露出白色消退印记，脱屑减少，裂口愈合，四肢遗留少量厚硬皮损，无新起疹点。给予小青龙加二石汤、麻黄附子细辛汤，口服同前，7剂，剂量及服法同前。继续给予百合茯苓方同前、黄连阿胶汤加鹿角胶12g口服7剂，剂量及服法同前。

按：皮损干燥、瘙痒是银屑病患者常见的痛苦因素。瘙痒常见的减轻方式就是抓挠。但是银屑病的同型性反应特点就决定了，只要刺激不当，尤其是抓挠后出现的伤口极易形成新的厚硬的皮损。如此这般的反复恶性循环下，皮损会越来越多、越来越厚，这个时候大家常见的就是外用药膏涂抹，但这种只是着眼于瘙痒，而非减少皮损这个根本问题上。睡眠的好坏决定了身体机能是否能得到充足的恢复。因为痒而睡不着，因为痒而抓挠，睡不着又习惯性地去抓挠，然后越是睡眠不好，皮损越是严重。结果患者皮损厚硬的程度持续增加。

许多人（不仅是患者，也包括不少同行）认为广汗法就是让患者出汗，而且汗出得越多越好。这是绝对错误的认知，按照这样的思路治疗下去，皮损只会越来越重。尤其有不少中医同行认为：出汗嘛，就是麻黄、桂枝、干姜等这类热药直接服就行。这是未得其术，更未得其法。正常的健康人体是阴阳平衡、气血充足、经脉通畅的状态，疾病的状态就是阴阳失衡、气血紊乱、经脉不畅。用药纠偏怎么能在不审其阴阳之偏颇，视其血脉之虚实、经脉之顺逆的情况下去治疗呢？就以本病例来看，一以贯之的是小青龙、黄连阿胶汤、百合地黄汤加减的组方，从药物看是寒温并用，而且更偏向寒凉为主。从药物来分析，我们没有直接去褪癣、减少皮损，而是针对产生皮损的不利因素（睡眠不规律、大便量少、怕冷）。最终达到"不治皮损而皮损消退"的结果。

五、银屑病治疗细节

1.银屑病寒凝血瘀证患者，可使用广汗三联服法

患者梁某，男，33岁，山西晋城人，因"全身散在大面积斑丘疹、鳞屑伴瘙痒7年，加重1周"就诊于广汗法研究室。患者7年前无明显诱因出现双上肢肘部散在斑丘疹、鳞屑，伴瘙痒明显，继而发展至全身，双下肢为甚，于当地医院诊断为寻常型银屑病，予口服、外擦药物（具体不详）对症治疗，未见明显好转。1周前因天气转冷，患者皮损较前明显加重，上布鳞屑，伴瘙痒明显，为求进一步诊治，遂至我院门诊就医。刻下症：精神一般，纳眠可，大便偏稀，日1~2次，小便正常。头部汗出较多，腹部及双下肢偏凉。全身密集性斑丘疹，上布白色片状鳞屑，躯干及四肢皮损较厚、密集，色暗淡，Auspitz征阳性，干燥、瘙痒明显，间有抓痕。舌苔白腻，舌体胖，舌下淡凝；左关弦滑，右关缓滑。既往体健。

西医诊断：寻常型银屑病。

中医诊断：白疕，寒湿瘀滞证。

方药：根据患者大便稀，头部汗出较多，腹部及双下肢偏凉，以及舌脉表现予以①甘草泻心汤（黄连18g，沙参54g，姜半夏45g，黄芩54g，干姜54g，大枣90g，甘草72g），7剂，日1剂，每日增服1剂，早晚饭前。②蒸膝汤（黄芪240g，石斛60g，薏苡仁60g，肉桂9g），7剂，日1剂，饭后，三联服法，保证下肢温热，微似有汗。

2020年10月7日：患者精神可，饮食可，睡眠佳，大便正常，

不干不稀，日1次，小便正常。头部汗出可控，全身温热，腹部、双下肢偏凉明显好转。全身密集性斑丘疹消退、变薄，白色片状鳞屑明显消退，干燥、瘙痒明显减轻，无抓痕。

经过为期8天的治疗，患者对疗效满意。

按：我们在临床中发现，酒、热与汗三者之间是有直接联系的。众所周知，"汗出"的作用是散热，而随着年龄增大，身体核心区域的热越来越少，导致基础代谢率越来越低；在此前提下，若进一步出汗，则会让核心区域的热继续减少，导致基础代谢率越来越低，身体出现各类疾病。而最有效的解决之法就是从汗法着眼论治，保持机体遍身温通，阳气内蒸而不骤泄的状态，提高基础体温，从而提高身体代谢率，加快体内垃圾的排出，达到疾病的治愈。酒作为百药之长，温而服之，可助行药力，通经络之结，行血中之滞，疏其血气，令之条达，机体气血畅通可得汗，遍身漐漐微似有汗为中病即止的有效指征。

广汗法在此基础上进行创新，针对各类疾病寒凝血瘀证型的患者，提出了广汗三联服法，要点为"捂、酒、顿"的结合。即在使用一些攻坚散寒的方药时，为了达到一鼓作气、直达病灶、迅速扭转病势的目的，配合一些非常的服法，常可如虎添翼。"捂"就是"哪里不通捂哪里"，广汗法认为，正常出汗是肌表通达的外在标志，不通则汗出不畅；"酒"指喝温酒（只能喝白酒，黄酒、红酒、啤酒都不可以）。温酒之温，是不凉不热、喝起来很舒服的意思。而喝酒的量，也是不多不少，希望借助酒之温性打通全身，达到身体舒适、温热的目的；"顿"指顿服，即连续喝完一剂，而不是一口气喝完。"捂、酒、顿"三点的次序应该是：先通过锻炼等方式让整个身体热起来，再趁着热势捂（小腿为多），捂上之后，连续服下偏热的汤剂，在服药间隔，酌情喝适量的温酒，或用酒送服，这样多可热助药势，药增酒力，一鼓作气，直捣黄龙。

2.使用将息法，喝药喝到位

患者钱某，男，25岁，因"全身散在大面积斑丘疹、鳞屑伴瘙痒8年余，加重两周"就诊于广汗法研究室。患者8年前因染发，头部出现硬币大的疹点，上覆白色鳞屑，逐渐蔓延至全身，于当地医院诊断为银屑病，期间辗转多地治疗效不佳，病情反复，冬重夏轻。两周前因大气转凉，皮损逐渐变厚，有大量新起疹点，伴有脓疱，为求进一步治疗，就诊于我处。刻下症：精神、食欲可，眠不佳，夜间易醒，大便1次/日，干结难下，便不尽感明显，小便正常，易紧张、烦躁，紧张时上身及手脚心易出汗。平素怕冷明显，腹部、腰臀部及双下肢凉。全身散在大面积红斑，上覆白色鳞屑，四肢皮损较厚硬，周边有少量米粒大脓点，银屑病三联征（Auspitz征）阳性，皮损干燥、脱屑、裂口明显，间有抓痕，有大量新起疹点。舌苔白腻，舌边齿痕，舌下淡凝略瘀；左关弦滑，右关缓滑。

2018年11月22日：考虑患者皮损厚硬，予四甲散（炮甲珠、鳖甲、鸡内金、龟甲各5g）。口服，日1剂，早晚饭后配温酒服。考虑患者睡眠差、大便不通，给予百合地黄汤（百合70g，生地黄

30g）30剂，嘱将息法，饭前服。

2018年11月22日：0.5剂，渐加量，眠差，夜间易醒；便干，便不尽感；平素怕冷，腰腹、臀部、下肢凉；皮损厚硬，干燥裂口。

2018年11月24日：百合地黄汤早中晚分服（2.5剂、3剂、3.5剂），自述睡眠好转，每天睡意明显，大便、皮损变化不明显。

2018年11月25日：百合地黄汤早中晚分服（4剂、4.5剂、5剂），眠好，大便4次，偏稀，量多，顺畅，无便不尽感；晚上体温升至38℃，自觉身热明显，全身微汗。

2018年11月26日：百合地黄汤早中晚分服，减量，各4剂，厚硬皮损脱落明显，皮损变软变薄，裂口逐渐愈合；大便6次，顺畅，量多，色黑，无便不尽感，腹部无不适；睡眠好，身热，体温37.1℃。

2018年11月27日：百合地黄汤减量，晚上停药，早中各3剂，皮损变薄、消退明显，大便两次，偏稀、顺畅。

2018年11月28日至2018年12月11日，每日5～8剂，大便顺畅，日2~3次。

2018年12月12日：停药出院，整体好转，无不适；皮损消退95%，无干燥裂口，予出院。

按：《伤寒论》第12条方后注中，有七方面内容："上五味……服一升。"讲的是煎煮方法及服法；"服已须臾，啜热稀粥一升余，以助药力。"讲的是"啜粥"。"温覆"讲的是"覆"。"令一时许，遍身漐漐微似有汗者益佳，不可令如水流漓，病必不除。"

讲的是得效指征。"禁生冷、黏滑、肉面、五辛、酒酪、臭恶等物。"讲的是"禁忌"。最后一方面是"若一服汗出病瘥，停后服，不必尽剂……若汗不出，乃服至二三剂。"与涉及"将息"的九条条文中的七方面对应的内容对比，发现这最后一方面即是"将息"的本义。"病瘥，停后服"讲的是"息"——得效后停止服药。"更服……后服小促其间，半日许，令三服尽……一日一夜服……更作服……乃服至二三剂。"讲的是"将"——围绕目标不断行进、加量。

综上所述：中病即止谓之"息"，不知则加谓之"将"。（此处"知"为"一剂知二剂已"之"知"）。"将""息"包括加大药物剂量、增加服药次数、缩短服药时间和中病马上停止，不必尽剂。

"将息"的运用是有的放矢，围绕目标"行进"和"停止"。桂枝汤使用的目的为"一时许、遍身、漐漐、微似有汗者益佳"（此处如有疑惑，请参考笔者关于"一时许"的位置考证及广汗法的表述），温服、覆、啜粥、将息、禁忌都是为达目标而采取的措施。用药不能太少，太少则不及，也不能太多，太多则过。围绕目标，当进则进，当止则止。患者在服药期间症状不改善要"将"，出现大便次数多、大便黑的情况后要"息"，将息法应用得当，则事半功倍。不仅药物使用可以将息，针、灸、晒太阳、运动等非药物疗法也可以将息，"以胜病为能"。

3. 药物搭配生活处方，更能事半功倍

患者严某，男，25 岁，因"间断性全身散在大面积斑丘疹、鳞屑伴瘙痒 9 年余，加重两周"就诊于广汗法研究室。患者 9 年前因染发后，头部出现硬币大疹点，上布白色鳞屑，逐渐蔓延至全身，就诊于当地医院后诊断为银屑病，外用及口服药不详，效果不佳，辗转多地治疗，2011 年就诊于平遥某地，外用及口服自配药后，全身暴发大面积斑块，病情严重，不能行走，后于朔州市某诊所治疗后好转。2015 年在家自用某草药搓洗，双下肢皮损加重，出现脓疱。2016 年就诊于北京某医院，外用及口服药物治疗，效果不佳。病情反复，时好时坏，冬重夏轻。两周前因天气转凉，皮损逐渐变厚，有大量新起疹点伴有脓疱，为求进一步治疗，就诊于我处。刻下症：精神、食欲可，睡眠不佳，夜间易醒，大便日一行，干结难下，便不尽感明显，小便正常，易紧张、烦躁，紧张时上身及手脚心易出汗。平素怕冷明显，腹部、腰臀部及双下肢凉不出汗。全身散在大面积红斑，上布白色鳞屑，四肢皮损较厚硬，四肢厚硬皮损周边有少量小米粒大脓点，Auspitz 征阳性，皮损干燥脱屑、裂口明显，间有抓痕，有大量新起疹点。舌苔白腻，舌边齿痕，舌下淡凝略瘀；左关弦滑，右关缓滑。既往体健。

西医诊断：脓疱型银屑病。

中医诊断：白疕，气郁湿阻证。

治法：行气化湿，化瘀解郁。

方药：桃仁（去皮、尖）15g；大黄 60g，桂枝（去皮）30g，甘草（炙）30g，芒硝30g，甘草45g，小麦15g，大枣10枚。14剂，服法：将息法服用。

2019年11月22日：睡眠改善不明显，大便干结难下，便不尽感明显，大便每日1~2次。病情改善不理想。舌苔白腻，舌边齿痕，舌下略瘀；左关弦滑，右关缓滑。方药：①百合70g，生地黄30g。30剂，日1剂起，渐加量，每顿增服1剂，水冲服，早午晚饭前服。②炮山甲、鳖甲、龟甲、鸡内金各5g，4剂，日1剂，早晚饭后配温酒服。

2019年11月26日：患者每于晨起时可发现厚硬皮损脱落明显，皮损变软变薄。近日出现大便次数增多，日4~6次，大便顺畅，量多色黑，无便不尽感，腹部无不适。睡眠好，身热，体温37.1℃，皮损变薄、消退明显，裂口逐渐愈合。方药：①百合70g，生地黄30g。30剂，日1剂起，渐减量，每顿减服1剂，水冲服，早午饭前服。②炮山甲、鳖甲、龟甲、鸡内金各5g，口服，日1剂，早晚饭后配温酒服。

2020年12月12日：患者皮损消退95%，仅四肢遗留少量颗粒状疹点，已无干燥裂口，病情好转。

按：患者有如下症状表现①睡眠差。②大便干结难下，便不尽感。③皮损干燥脱屑、裂口明显。运用百合汤治疗，最多加到日13.5剂，效果显著。临床上对于百合地黄汤的运用即遵照将息法，另在百合地黄汤原文方后注中也指出："中病，勿更服，大便当如漆。"患者在服药期间症状不改善要"将"，要加量。患者出现大便次数多、大便黑的情况后要"息",及时减量,以胜病为能。

针对该类型患者生活处方指导有两个方面:

1.汗多处少穿,汗少或者不出汗的地方多穿

一般患者额头部最易出汗,胸背次之,上肢、大腿再次之,最差的是胫前。患者容易犯的错误在于为求出汗,上半身穿得多,结果是头上和上半身更容易出汗,占了不容易出汗的上肢和小腿的汗出"份额"。导致的结果是,容易出汗的地方出汗多,不容易出汗的地方仍旧出汗很少,离"均匀""微汗"的治疗目标越来越远。针对此患者,正确的指导应该是让其腿上尽量多穿,上半身则整体穿得薄些,而把胳膊上加上套袖,或者把保暖内衣的袖子裁下来缝在上衣的袖子里面。

2.穿衣与日晒配合

具体为日晒时要少穿,让太阳尽量直接晒到皮肤上。从户外向室内走的时候必须马上穿衣,避免老百姓所说的"阴着"的情况出现。这点在夏天尤其要注意。患者在夏天经常犯的错误是,室内、户外变换时不能及时增减衣服。户外穿得多容易让皮肤陷于"湿""热",户内穿得少容易让皮肤更加"干""冷"。最利于皮肤脱离病态、恢复正常稳态汗出的皮肤状态,应该是"温"和"润"的,温即不热不冷,润即不湿不干。很多患者错认为治疗的重点在于吃药——只要好好吃药就是配合治疗,而对于"治疗的主体是患者而不是医生"则未给予足够重视。殊不知医者对症用药固然重要,而患者调整自身病态的、不恰当的、致病的生活方式更加重要。没

有患者自身生活方式的配合，有时候药物根本难以发挥作用。从这个患者穿衣方式变化带来的显著疗效看，患者应该认识到从医生那里获取"自疗"方案在治疗中的重要地位。

3. 银屑病在生活中要注意的一个问题

患者李某，女，45岁，河南人，既往有银屑病史10年余。皮损基本遍布全身。首次接触患者时因其皮损全身大面积分布，当时考虑为红皮病型银屑病，但详细询问病史后才发现事情原来另有原因。

患者在产后突发银屑病，而皮损发展为全身的情况是在近1年时间里。因为平时皮损大量掉鳞屑且瘙痒明显，而且自己工作的地方人比较多，所以回家后几乎天天都要泡澡、搓澡，而且每次泡的时间还比较长。尤其觉得泡澡后搓掉这些鳞屑从视觉上觉得很舒服。但结果却是事与愿违，原来局部的皮损不仅没有消退，反而随着自己的不断"尝试"逐渐长满全身。这恰恰是导致皮损遍及全身并且厚硬的直接因素，但患者反而乐此不疲地反复进行。

在患者刚接触广汗法之时，我们发现她情绪不佳，对疗效充满了迷茫。对此我们给出的第一条建议就是可以洗澡，但是严禁泡澡和搓澡！并且把这一条放到和饮食禁忌与穿衣搭配的同等地位。

同时予以中药治疗，因患者泡澡相当于水湿邪气郁闭肌表，并且平时大便容易偏稀、双下肢偏凉，结合患者舌质，以温阳利水为主，用药则是以甘草附子汤（桂枝20g，甘草、附子、白术各10g）、防己茯苓汤（防己、黄芪、桂枝各15g，茯苓30g，甘草 10g）为底方；临证加减肾着汤（干姜、茯苓各 20g，生白术、生甘草各 10g）、苓桂枣甘汤（茯苓 40g，大枣 15g，桂枝、甘草各 10g）为第一阶段的用药。仅在短短的 1 个月时间内，全身皮损明显消退，只剩下腰部和双小腿有皮损。用患者自己的话来说就是，终于看到了这个病有治好的希望。

第一阶段治疗后患者对疗效非常满意，趁热打铁开始了第二阶段的治疗。此时的患者自觉双下肢由内而外发胀，有皮损撑裂感及轻度的"上火"感。同时上身汗出偏多，大便偏干。此阶段用药以柴胡加龙骨牡蛎汤、甘草泻心汤、黄连汤、百合茯苓汤、栀子豉汤加排脓汤为主，集中解决患者在治疗过程中"上火"所带来的不适，而皮损在这个过程中明显变薄。寻常型银屑病皮损在消退的过程中的变化有很多形式，从恢复皮损正常温度和汗出的角度来看，温度偏高或者偏低、汗出过度或者无汗都是需要调整的。而就这种下肢偏凉、皮损厚硬的情况而言，皮损消退除了平时我们常说的"红痒新小烦"之外，还有一部分人会表现为皮损的肿胀、干裂、下肢发热，同时伴有大量的鳞屑。而其中部分患者会出现咽喉疼痛、发热等伴随症状；如果用药得当，这些不适症状在减轻的同时皮损也会随之整体变薄。在结束诊疗时患者很高兴地讲道：广汗法不仅仅是治病，还从根源上来教导如何防病，在这期间不仅皮损有很大变化，而且学到了健康的生活方式，这个对自己的帮助更大。

按：从中医的正邪辨证角度来看，疾病的不同阶段关注重点不同。正邪交争的阶段往往症状最为剧烈和突出，大多是以"红肿热痛"

的形式出现；而正邪相持的阶段则症状稳定，大多表现为疾病"顽固不退"的形式；最后阶段则看是"邪胜正退"还是"正胜邪退"。但就本病例来讲，第一阶段属于正邪相持阶段，而且"邪气"相对而言单纯，有明确的病情加剧因素（泡澡），针对这种病久又外受湿邪的情况，往往苓桂剂（茯苓、桂枝类方剂）较麻桂剂（麻黄、桂枝类方）更为适合。前者相比较后者而言，内外水都发挥了作用，而后者则是偏重于表。

等到皮损大部分消退后出现的"上火"，恰好是邪气大部分祛除，正气来复，要将余邪祛除时候的"正邪交争"阶段。此时的"红肿热痛"不能一味地只用寒凉药物去压制，反而更多的是在扶助正气的基础上以"透表"为主。正气恢复不易，不可用药过猛，同时皮损仍属于表，在表仍以解表，但是银屑病则"透表"更为恰当。

银屑病的皮损有同性反应的特点，不恰当的刺激如抓挠、搓澡、泡澡，都会让皮损增加，在这里仍然要强调：银屑病患者强烈不建议泡澡和搓澡。

第三章　从故事、心得看"汗与无汗"的变化

一、自己的故事——我要绽放，铿锵玫瑰

1. 花季

20 岁，如鲜花一般，潇洒自信，充满活力，这是一个女孩最美好的年纪。而我，却在无限的黑暗中遭受着一场磨难。

我是一个开朗、爱笑、有爱心的女孩子。

或许是上天妒忌我的幸福，所以才把不幸降临在我身上。我得了，传说中的"不死癌症"——牛皮癣（银屑病），那是 2014 年春季。

从此，生命变得黯淡，我走的每一步都那么艰难，风吹过，泪流过，道路依然迷茫，没有灯塔的指引，如何到达光明的彼岸？

庆幸自己从没放弃希望，庆幸自己终于找到方向。我愿意化身成灯塔，为万千迷惘的人引航。

2. 记忆

从刚开始背上出现一个米粒大小的红点到逐渐蔓延至全身，我很着急，当即去看了医生，医生用了药，却毫无效果。我当时正在

上高中，突如其来的疾病让我从天堂掉入了地狱。面部、四肢、胸背、手上，都是皮损。我还是个学生啊，每天要和同学在一起，而现在这个样子，还怎么上学？沮丧！绝望！无奈之下，我只能暂时休学，从此开始了漫漫求医路。电脑、手机、报纸，只要有关于治疗牛皮癣的信息，全国各地我都会去一试。吃过毒蛇、蜈蚣，试过各种偏方，至于中药、西药的外用药更是用了无数。印象最深刻的是高二的时候，突然面部又出了很多疹子！那时候，我每天都会不停地哭，家人也跟着默默流泪，本来很幸福的家庭已经债台高筑。看着大人微白的鬓角，我的心很痛很痛，竟然有了寻死的念头，我偷偷地藏了刀想要割腕，却被妈妈发现了，她狠狠打了我，然后我们抱头痛哭。

3. 择真医

"听天由命吧！"这是许多人的口头禅。可是，人一定要有摆脱命运的决心，否则不幸会一直追随着你。要将枷锁彻底打碎，找回自己！命运掌握在自己手里，只有拼搏才会有美好的人生。

2014 年夏天，我和爸妈来到北京某大医院，辗转两天，几个小时的等待仅换来医生五分钟的诊治和一大堆药，很多想问的话都没来得及问出口。带着无奈我们离开了北京。西药确实有效，短短四个月，皮损就消了大半，有些地方也已经变薄。然而它的副作用也很大，45kg 的我，在吃药之后食欲大增，体形变胖，检查发现肝、肾功能也出现了问题。没办法，只能停药，重新走上求医之路。

一天，弟弟在山西省中西医结合医院看到了张英栋主任的简介，就在电脑上了解，对于张英栋主任提出的广汗法理论非常认同。11月份，带着希望我们见到了张英栋主任。主任给我的第一印象就是，太年轻了，这么年轻的医生能行吗？我脑中存着迟疑，心底也产生了不安。但是既来之则安之，忐忑地结束了第一次门诊。回家的路上，脑海中回想着主任说的话："关注精神、出汗、睡眠和饮食，不要去关注皮损，多学习广汗法。"多么独特的门诊，多么独特的方法。这是我接触广汗法的开始。而此时，我并没有想到，我会与广汗法结下不解之缘，更没想到自己也会成为广汗法团队中的一员。

4. 感谢银屑病

我本身不是一个爱学习的人，为了身体，我用上了高考的劲头开始苦读，学习广汗法。然而对很多内容还是一知半解，越不懂，越想弄懂它。一次门诊的时候，我偶然听到患者在讨论一个"降牛大教室"的群，就跟他打听。他说主任患者多，很多疑问门诊不可能详细解释，进入这个群就可以和大家一起学习讨论，有不懂的还有机会亲自问主任，于是我立刻行动起来，加入了"大教室"。在这里有很多跟我一样的"牛人"，他们来自各行各业，这里没有异样的目光，大家互相安慰和鼓励，同时大家有组织地学习广汗法，指导自己的健康生活方式。

感谢银屑病，如果不是它，我不会遇到张英栋主任，不会遇到这些可爱的人，更不会有我的新生。

5. 学会放下

断断续续看了不到一年的门诊，2015年12月我停药休整，过着三点一线的上班生活。至此，我已不再绝望，心态平和，每天按照广汗法生活处方过得很惬意。几个月后，当我脱了衣服，看到了让我目瞪口呆的一幕，除了左小腿内侧的一小块，我身上的皮损几乎全部消失，连印子都没有留下，看到这一幕，我哭了，妈妈也不停流泪，是喜悦的泪水。回想曾经治疗的一幕幕，恍如前世，我重生了！

6.遇见

"世间一切，都是遇见。就像冷遇见暖，就有了雨；春遇见冬，有了岁月；天遇见地，有了永恒；人遇见人，有了生命。所以世界最美好的事情，莫过于遇见。遇见仿佛是一种神奇的安排，冥冥中已经注定。"

感恩，与银屑病的遇见，与广汗法的遇见，与张英栋主任的遇见，与大家的遇见。

7.纯中医病房

2016年1月7日，纯中医病房成立，2016年4月初，我来到了这里，成为广汗法团队中的一员。更好地践行着广汗法生活处方，把我的经验传递给更多的人，使患者远离痛苦，恢复健康。

初见病房，我的第一感觉是简陋，三个医生，没有护士，没有治疗室，没有办公室。此时，我真的心疼主任，我无法想象，面对这么多患者他们是如何做到的。督灸治疗的时候，没有治疗室，只能使用通风好一点的病房；没有甩干机器，就把打碎的姜末用手一点点拧干；没有排气扇，就用电风扇顺着门口把烟吹出去，那段时间，总有人问是不是着火了，四楼的烟浓得一楼都可以闻到；那时候医生们每天写病历到半夜两三点；那个时候……

作为病房的第一个患者，我见证了纯中医病房发展至今的不易。

而今，纯中医病房已过了三周岁，病房条件好了，各种设施齐全了，治疗手段也日渐完善，我见证了病房一路走来的艰辛，见证了广汗法的神奇疗效。我相信，广汗法纯中医病房一定会在张主任的带领下，为越来越多的患者朋友照亮希望之路！

二、我的前二十年——漫漫求医路

"我得到了名利，却丢掉了健康，透支了生命。"

有人说，世界上最幸福的事就是拥有健康的体魄和平静的灵魂，对人生来说，健康并不是目的，但它是第一个条件，没有了健康，一切是零。

犹记得二十年前，结婚刚一年，工作收入也比较少，只能带着妻子和刚出生几个月的孩子租房，房子朝阴，照不到太阳，一到下雨天就特别潮湿。为了能给妻子和孩子创造更好的生活，我每天认真工作，晚上加班到很晚，慢慢地事业也小有成就，一切都在向着好的方向发展。然而就在此时，命运跟我开起了玩笑。

1997年秋季的一天早晨，刚起床，比较凉，我梳洗好，准备出门的时候，发现头特别痒，用手挠了几下，发现不对劲，平时一贯喜欢干净的我竟然有大片的"头皮屑"，仔细一看，还有一些红色的小点，我很不解，于是下班途中去了医院，让皮肤科大夫看了一下，我永远不会忘记那一刻，当时大夫检查完告知："这是银屑病。"银屑病？什么是银屑病？当时的心情是不解、矛盾、恐慌，感觉心口有块石头堵得慌。浑浑噩噩回到家，不敢把得病的事告诉家人，自己先上网百度，大致了解一下。百度出来的很多关于银屑病患者的皮损图片，让我意识到这个病的严重性，很多人把银屑病喻为"不死的癌症"，就算用药和住院治疗也不能治好。我的内心受到了很大的打击，想到以后自己的皮肤会惨不忍睹，会给家人带来影响，瞬间感觉整个人落到了谷底，之后的每一天，我的生活和工作都蒙上了一层黑影，看不到希望，每天只会借酒消愁。

从来没有觉得时间过得如此慢，每天压抑着自己的心情，无法释放，终于有一天疾病暴发，皮损由开始的头部到后来遍布全身，体温升到了38.8℃，妻子看到我的变化后，由开始的震惊、害怕到后来的心痛，意识到了事情的严重性，强烈劝我住院治疗，在家人的陪同下我第一次来到县医院。经过大夫的诊查，首先给我用了一些退热药，先解决体温高的问题，期间又开了一些外用药，住院期间每天打点滴，在家人的陪伴下住了大概半个月院，在出院的时候大夫再三嘱咐我，回家后一定要戒酒，不能吃发物，我谨记于心。不久后我惊喜地发现，皮损已经消失大半，这次住院结果让我重新对生活燃起了希望，原来银屑病没有我想象中的可怕。

有人说，一个人内心的痛点可以随着时间的流逝被抚平，我亦如此，身上的皮损经过第一次住院退了大半，心情每天都很舒畅，生活又回归了正常的轨道，然而很多自认为美好的事情总是会偏离预想。

1999 年春节过后的一次老同学聚会，甚是高兴，便多饮了几杯，由于是冬季，气温很低，到家倒头就睡，次日醒来感觉浑身不舒服，打喷嚏，流鼻涕，扁桃体发炎，体温 39.1℃，当天晚上扛不过去，去了家附近的门诊，医生建议打点滴，输一些消炎药和感冒药，果真第二天热退了，身体也轻松了很多，过了大概 3 天，被我"抛之脑后"的银屑病竟然再次出现，皮损又一次大面积暴发，比第一次更加严重，怎么会这样？这次摧毁的不仅是我的皮肤，还有我的意志。希望到失望最后到绝望的心情无处表达，绝境之处唯一的光明与温暖是家人对我的关爱与理解，那段时间请假在家，妻子和爸妈每天无微不至地照顾和开导我，让我没有真正陷入绝境，虽然每天的心情依旧沉重，但我坚持没有借酒消愁。

　　经过了一段消极压抑的生活，有一天，妻子对我说，她在广告上发现了一家皮肤科医院，经人打听，治疗皮肤病效果挺好的，建议我去看看，在妻子和家人的陪同下，抱着一丝希望，来到了太原一家皮肤专科医院进行治疗，每天依旧是输液、打针，再加上光疗和一些说不出名字的外用药，十天后的治疗效果还是挺明显的，慢慢皮损消退了很多，妻子和家人看到这些变化后很是高兴，我对以后的治疗更加充满了信心。出院回家后继续遵循大夫的嘱咐，坚决不喝酒，不吃发物，每天都会出去运动，但是自我感觉，精神还是很差，睡眠情况也不好，还伴随着便秘，经常会感冒，不过再也没有发热。身上的皮损还是会有新发的，呈大片状，而且比以前更厚更硬，本以为经过两次住院，这病应该治得差不多了，但重新燃起的希望之火再一次被现实扑灭，感觉自己快抑郁了，每天闭门在家，一种从未有过的自卑感让我彻底失去了对生活的希望。

就这样，时间过去了5年，5年期间继续涂抹一些成分不明的外用药软膏，加之药浴、口服药，在一个比较出名的皮肤科大夫的推荐下，我每周也都会在家人的陪同下去做两次光疗，还要注射一种生物针剂，皮损在这些治疗的作用下大面积消退，5年中通过这些治疗的维持，皮损基本没有再起，只是偶尔会星星点点起一些，精神状态依旧不好。

生活负重前行，时光在流逝，我努力让自己不因疾病影响生活，转眼间又十几年过去了，家人老了，孩子上大学了，我这病依旧是不好不坏，难道是治疗方向错了？于是我改为找中医，经人推荐跑过很多地方，期间接触过一些算是出名的中医大夫，用过无数中医偏方，每次看完病回家都会提回很多中药，药方基本都是些清热凉血解毒药，还有些成分不明的药物，日复一日，年复一年，药吃了很多，药膏也涂了很多，还是不见好，感觉这病竟然如此顽固，钱财花销撇在一旁，这些年为此心力交瘁，看着家人因为我也受了不少累，看着自己在求医路上日渐虚弱的身体，我决定不治了，就这样过完下半生吧。

黑夜无论怎样漫长，白昼总会到来。有人说：永远不要放弃自己，挫折和不幸是短暂的，而希望和幸运却可能随时随地降临。

2016年在网上看到了张英栋主任写的关于银屑病的文章，从文章中了解到，张英栋主任用纯中医方法治疗银屑病，于是我抱着试一试的态度来到了山西省中西医结合医院。第一次见主任是在门诊，记得那天前来找主任看病的人很多，好不容易挂上了号，焦急地等待面诊。人越来越多，他们都兴致勃勃地交流着，每个人脸上都挂着微笑，一点看不出患病的痛苦，我满腹疑惑地忍不住加入进去。通过和他们交流，我发现张主任的患者和其他医院的患者不一样，他们热情、乐观，当时我就很好奇，是怎样的医生塑造出这样的患者？见到张主任，第一印象是年轻，在交流过程中感觉张主任和蔼可亲，知识渊博，我有一种莫名的心安、信服。他详细询问了我的病史，问我"平时出不出汗，感觉哪凉哪热"，我心里甚是纳闷，出汗与这病有关系吗？我说：平时都不怎么出汗，下肢比较凉。张大夫又问了我的精神状态、大小便情况，为我把脉、看舌苔，还问了我平时的生活习惯，并向我讲述了得病的原因等，张大夫告诉我，回家以后要适当多晒太阳，适当多运动，让全身暖暖的、潮潮的。张大夫又问我："你平时喝酒吗？"我很坚定地回答已经戒酒很多年了，现在滴酒不沾。然而张大夫的回答让我很是吃惊，他说："这次回家后可以适当喝温酒，适当吃一些发的食物。"这时，我才听说了"广汗法"，临走时张大夫嘱咐我："这次回家后，把以前吃的药都停掉，一个月后再来门诊复查。"

得病将近 20 年，失望、绝望、痛苦过，为了治病，全国各地奔波，人生的百般滋味都在心头，就在我即将自弃的时刻，遇到了张主任，回家后上网搜了关于主任的所有书籍和文章，也看了他和患者的互动，发现主任写的书中理论很有创新，又自成体系，很有说服力。第一次门诊后，我每天都会在家看张主任的几本书，学到了很多，仔细研读，发现了"给邪以出路"的理论，我眼前一亮。张主任的"广汗法"就像是为疾病打开了一扇大门，让它们统统跑出来，没有了根源，也就不会再生长了，了解了这些，我更加充满了信心。

我把以前吃的药全部停掉，虽然皮损因为停掉药的原因越来越多，但我一点也不担心，因为我相信"广汗法"，每天早睡早起，适当运动，多晒太阳，注意保暖，关注出汗，饮食遵照"广汗法"的要求也有了很大变化，尤其是每天吃饭都会小饮几杯，吃点发物，以促进身体温通，家人最初不理解，后来每天提醒我正确践行"广汗法"生活处方，这让我很欣慰。

功夫不负有心人，第三周，出汗变好，身上的皮损开始变红，但下肢还是偏凉，一个月以后，再一次在门诊找到了张主任，主任见我的第一句话就是："你这变化挺好的，继续坚持。"并建议我住院治疗，给身体一个更系统、全面的调整。

在纯中医病房住院的四周，是我20年看病历程中身心最放松的一段时光，从来没有遇到过这样的中医治疗，从来没有遇到过这样的医生、护士，从来没有遇到过这样的病友……记得每日电针、火针痛并快乐的感觉；记得每日服中药，特别是服"三联"配酒喝那辣辣的劲；记得"汗友"们亲如一家人彼此的慰藉、学习、支持；记得医生、护士们每天交班，主任查房的"碎碎念"，对我不厌其烦的教导、询问、关心……

四周的住院时间，我收获的不仅是身体的温度，也有心灵的温暖，经过系统的治疗和调理，我学会了通过增减衣物达到正汗的目的，使身体达到全身微汗（注：患者可以直接理解为热而无汗），也学会了借助适当饮酒和吃发物达到身体温通的目的，身上厚硬的皮损大面积扩散、变薄、消退，以前有的便秘、头晕等症状也都消失无遗。张大夫说过："想要病好，就要调理好全身，让身体处于健康的状态，才不会生病。"出院之后的几个月，每天继续践行"广汗法"的生活处方要求，保持全身微汗，做到"四多两温度"，忘记病，关注汗，以整体健康为目标，直到现在，精神好，吃得好，睡得好，身上的皮损也全部都消退了，偶尔会起几个小点，也是在提示我生活处方哪儿做错了，让我成为自己的医生，为自己的健康保驾护航。

　　这个世界，黑暗总是与光明共存，我们无法逃避黑暗，但是我们永远可以选择拥抱光明。20年的银屑病病史，从最初的迷失自我，陷入绝望、痛苦的深渊，到现在遇到广汗法团队，遇到光明与希望。未来，我会时刻提醒自己与家人朝着正确的生活方式前进。

　　坚持终将成就美好，但前提是方向要正确。

三、我的治疗心得——身心同调

4月11日心得

　　回顾2月初远程治疗起始，至今已两月有余。通过张教授的远程治疗，我的皮损部位变小、变薄，颜色变淡，脾胃功能也慢慢在恢复。期间还有一次意外发热，劳烦张教授和主管大夫，频繁会诊、开方，帮助我尽快痊愈，感激之情无以言表。两个月的远程调理受益匪浅，颇多心得体会，特做此小结，捋捋思绪，以便日后温习之用。

其实很早之前就在网上搜索到张教授的广汗法，查阅后内心十分信服。这可能源于大学阶段的一段特殊经历，那个时候学业压力不大，心态轻松，常常与同学驰骋篮球场，大汗淋漓，曾经治疗牛皮癣的药物被我束之高阁，过去各种忌口也一并抛之脑后，然而出人意料的是，我的皮损竟然慢慢不治而愈。那时候是我第一次感受到身体神奇的自愈能力，也是第一次开始有点质疑医生的话。所以后来在网上读到广汗法相关内容之后，我对通过出汗可以治愈牛皮癣这个结论深信不疑，因为大学的那段经历让我可以直接感同身受，我更相信实践永远是检验真理的唯一标准。

直至今年才又萌生找张教授调理牛皮癣的心愿。其实我更渴望的是，通过调理牛皮癣这个契机好好调理一下自己的身体，也想更加深入地学习、实践一下广汗法的思想，因为网上太多中医的碎片理论让自己有时候无所适从，并不能真正解决我的困惑。闲话少叙，我总结一下这两个月来主要的几点体会：

（1）关于汗。过去站桩，天气稍微热，我背部和额头总会大汗淋漓，常常窃喜，以为在排毒。现在看来却又是一次不自知的"妄"，汗腺是我们人体最大的内外交换的通道，如此大量排汗反而会消耗过多的阳气和津液，且热量随汗而消，变成了无谓的耗散。另外，如果不能及时做好后续处理，还容易引发寒邪入侵体内。对于我个人而言，喜出汗，就需要藏，我的毛孔就像一扇极易打开的门，所以需要把这个门掩住，只留一条缝透气足矣，这点我感觉跟个人的性格差异也有很大关系，所以法无定法，因人而异，我们需要的是明其理，行其道。出汗其实也是身体通畅的一种表现形式，身体的毒素需要通过这些开窍之处疏泄，所以我们更要关注身体那些不易出汗的部位，或许它们才是偏僻角落里的主角。总之，汗里面有大学问，值得我们持续地学习、实践、体悟，才能感而遂通，从而走上正道。

（2）关于热。也曾听闻人的免疫力跟温度有极大的关系，但是过去从来没想过要关注热。通过群里远程的学习，以及翻阅张教授的书籍，我现在对热格外看重。做家务，散步，这种看似漫不经心的行为模式实际上对人的身体大有裨益，相比于现在人们热衷的各项健身运动而言，这种发热不需要耗费我们更多的火和水，属于低功耗输出，长时间发热，习惯性持续，很容易在日常生活中悄无声息地就完成了。这也解释了为什么有的人没有刻意去运动，他们身体却非常的健康，当然这只是其中的一个方面。现代人的生活模式导致大部分人是心动身静，而真正健康的方向却刚好相反，心静身动才是我们不懈的追求。另外，人们常常提到的"热心肠"其实也从另外一个角度说明：助人为乐的正能量可以反过来促进我们身心的康复。所以道德问题其实并不是一个单纯的哲学问题，它也是一个医学问题。《黄帝内经》中提道："正气存内，邪不可干。"所以很多时候提升我们的正气才是身体长治久安的根本。

（3）关于心。牛皮癣本身就是一种心身疾病，治疗就是降服自己的心魔。结合自己多年牛皮癣的经历及自我性情的认知，我对这一说法深以为然。我自幼天性敏感，喜思虑而情绪不定，外表看似平和，内心却是波澜起伏，好高骛远而眼高手低，长于言说而困于行动，随波逐流而漂泊不定，心无定所而不能安，故弯路没少走，代价非常大，醒悟有点晚。因此，也在闲暇之余学习《易经》，练习站桩，探寻提升自我的身心之道，对我的治疗也起到了非常大的正向作用。远程治疗的这两个月，让我对"道"有了更深的体悟。一直听人们说道至精至微，我体会并不深刻。很多事情我们只是大概知道方向，但是等真正实践才会发现，差之毫厘，谬以千里，比如上面提到的汗和热，如果没有张教授的点拨，或许我还在自以为正确的道上行走，这难道不是南辕北辙的现实版本么？想到此，常常会感觉如履薄冰，我们常常会以为自己知道，但其实连门都没看到。所以知行合一太重要了，不断地审视自我的认知，再用实践去不断地检验，最后拨乱反正，回归大道本源，这才是正途。另外更重要的是，对于自然，对于生命，我们要保持无比的敬畏，因为人的有限认知在道面前犹如盲人摸象而困于一隅，又怎能识得其中玄妙呢。道法自然，一切的答案终究要到自然中去探寻。

以上这些都是我的真心感受，当然还有吃饭、穿衣等方面的很多认知，都让我耳目一新，在此就不再赘述。张教授的远程调理不仅是在调理我们的身体，更是在调理我们的认知，人一辈子其实都是在为自己的认知买单。如果说牛皮癣是牛魔王，那我想说无魔不成道。没有困顿，哪有探求，又怎么能有如此机缘得遇张教授。要知道，风起于青萍之末，如果没有正确的认知，我们早晚还是会重蹈覆辙，付出代价。所以从这个角度来说，牛皮癣确实是个好病，它引领我们慢慢探寻，回归正途大道。而自古明师难遇、正法难求，对于专业领域的事情，很多不是我的认知可以企及的，所以我相信只要全身心地相信加积极配合，足矣。感恩遇见各位！

4月25日心得

最近连续两次的远程看诊，收获颇多。

第一，关于无汗而热。从"阳气内蒸而不骤泄"这个角度来看，逻辑太过贴切，加上张教授的比喻：像一口蒸开水的锅那样，水在锅里沸腾，但就是不掀盖子，简直不能再形象了。一旦掀开盖子，那就是真的漏了，真的失去了。记得张教授前面说过，人就像一个气球，如果要改善健康，那就必须先堵住漏掉的洞，否则永远都不可能藏得住。阳气藏不住则无以为用，自然也就无法打开郁结堵塞，又何以妄"通"呢？

过去我对无汗有误解，自以为湿润的状态就足矣。经过上次远程看诊，通过张教授的纠偏，认识到无汗就是无汗，不可有歧义，更不可复杂化。其实这一点我做得并不好，始终很难把握那个度，目前的状态也是徘徊在湿润和无汗的边缘地带。但不可否认一直在进步，从大汗到微汗，从微汗到湿润，想想起码还是少漏了很多。后续继续向无汗的方向前进，从以下几个手段进行调整：①锻炼的时间尽量放到早晚气温较低的时候。②上半身减少衣物，避免背部快速出汗。③借助控汗粉来延缓出汗。④锻炼的强度要缓和，时间要有节奏，不可操之过急。

这其中还有一个关键点：宁可不足，不可太过。过了，就相当于漏掉了，不足，起码东西还在锅里，没跑。这一念之差可能又是质的差距，万不可掉以轻心，日后必须在这一点上好好实践体悟，严格按照张教授的要求来执行，先做好"温室里的花朵"，下足功夫，静待花开。

第二，关于睡眠。因为我有个智能手环，所以经常会监测一下自己的睡眠，大致感觉手环数据和实际睡眠数据还是呈正相关的，所以时常会看看自己的睡眠数据，没有太多患得患失，但完全不在意那肯定是假话。加上平日里经常会看中医方面的信息和书籍，如子午流注等，尤其阐释了睡眠对人体的重要性，对此我是深信不疑的。也正因为此，似乎在意的多了一些，反而有时候成了一种小小的困扰，比如我会在意睡眠的时间够不够，老是睡不好怎么办，等等。

上次张教授又给我上了一课，让我吃了定心丸：①不要过多关注睡眠，偶尔几天睡不好属于正常现象，可能是季节因素等。务必要注意整体，忽略局部，抓大放小，不然就会犯这个问题。世间本无事，庸人自扰之。其实很多事情本来可能是没什么问题的，都是人过于在乎而做出不当的动作，反而最后成了问题。这就要求我们很多时候要自然一点，不要太刻意。②睡眠最重要的是质量，而不是数量，千万不可本末倒置，再者，个体的差异决定了数量上是没有共同的标准去参考的，一切因人而异，精气神充足就好。另外，道法自然，当天亮了，我们醒了就可以起床，天黑了，就早点睡觉，做到与天同步就没错，不用过多去纠结时间上的定义，也没有固定的模式及一定要怎样做才是正确的，一切与天道相合，才能顺水行舟，省去很多气力。

第三，关于情绪。上次远程问了一个问题：我们的身体和情绪应该是互相对应的，比如身体淤堵，阴寒可能就会导致相应的焦虑、悲观的情绪，这个应该怎么办？张教授说：人为万物之灵，精气神是我们的宝贝，但是神是最高级别的，它具有最高级别的控制力，所以不要去在意那些悲观的情绪，要相信我们的神可以主导我们的情绪，而不是受情绪控制的。这让我醍醐灌顶，平日里自己经常会被焦虑、悲观的情绪左右，缺乏信心，这应该就是神不足的一种体现。这一点是日后我格外要注意的，要相信我们为人之尊贵、神之灵性，万不可妄自菲薄，永远不要在气势上输给那些坏情绪。

另外张教授让我松弛一些，不要太紧绷，这点也直中要害。人道忌全，我自己本身的性格就是常常要求面面俱到，什么都想平衡好，很多时候却为此而焦虑，这可能也是我结缘"牛魔王"的一个主要因素。有句话说得好，什么道理都懂，却依然过不好这一生。这些情绪上的问题，毕竟是先天骨子里带来的，又有后天成长经历的塑造，不可能是一朝一夕的功夫能改好的，慢慢来吧，唯有渐修之功、点滴之力，慢慢让自己朝着好的方向一点点走去，无所谓能走到哪里。现在起码有张教授保驾护航，纠正我错误的认知，调整我不当的行为，这样才能确保朝着那个好的方向前进，不偏离大道，这就足矣！

感恩遇见，感谢张教授和主管大夫等人的耐心诊疗、跟踪、鼓励！感谢！

5月8日心得

最近恰巧赶上五一假期，带着孩子游玩得很尽兴，生活处方却做得并不好，但这也是不可抗拒的外力，不用过多介怀。回归日常，唯有迎头赶上，继续总结，揣摩实践，才能不负时光！

最近两次远程着重聚焦在"睡"和"食"，也提及情绪、感知、无汗而热等，经过张教授的讲解，对此的领悟又深刻了一些。

（1）关于睡眠，当抓大放小，注意整体。精神好是判断晚上睡眠是否好的一个重要标准，只要第二天精力充足，且有意愿、有能力去做事情，都叫精神好。深度睡眠的时间也没有固定的标准，也不用太在意早上醒来那一刻的感觉，它只是局部的那个小，不是整体。我们始终要着眼于整体，抓大放小。另外，做梦属于睡眠中的正常现象，只有忘记和记得的分别，实际上大部分人都在做梦，只是有的人忘记了，不用去刻意解读，也不用担心做梦对睡眠质量的影响。

（2）关于食欲和食量，一句话，要吊着来。让食欲不断增强，食量就会随着也按比例增长。比如食欲原来是2，食量是1，但是等食欲到5的时候，食量已经是2.5了。脾胃就是一个"磨盘"，当它正常高速运转的时候，我们多加一点米，没有任何问题。对应《道德经》里的"少则得，多则惑"，我们吃进去多少并不重要，重要的是脾胃能运化多少，其实也就是我们工作中提到的转换效率。所以这个运化才是重中之重，少吃点，让脾胃这个"磨盘"正常运转，轻松运化，才能提供更多的养料给五脏六腑。少吃点，体重增加，就代表脾胃运化能力在增强，正常人七分饱，患者五分饱，这个标准一定要谨记。

昨天自己忽然又想到了"满招损，谦受益"。用在吃上，也恰如其分。吃得太饱，耗费更多的气血不说，还会让我们脾胃这个"磨盘"疲于应付而乏力不堪，这就是满招损。而七分饱甚至以下则刚刚好，虚则灵，反而可以让磨盘更好地运转，生化气血，濡养五脏六腑，这叫谦受益。所以记着，保持一些虚空的状态才是最佳，切莫贪求多，知止方能得。

以我的实际状态为例，目前还是有口气和少量痰。只要这两者存在，就代表我还是吃多了，这是判断食量的一个标准，如果它们消失了，就可以适当增加食量。另外，食量应该是食欲的三分之一到二分之一。

另外，鱼生火，肉生痰，这都是我们饮食过量以后，运化不了才会发生的状况。如果脾胃运化能力足够强大，这些东西都是不可能存在的，什么都不会生，这一点非常重要，要避免饮食时候的过多忧虑。所以还是要继续少吃点，关键指标就是不要超过脾胃运化能力的范围。

（3）关于情绪。张教授提到情绪直接会影响脾胃，我也去查阅了一些资料，有点收获。肝木横逆克伐脾土，肝气不舒的人，脾胃肯定会出问题，用五行生克也可以清晰地呈现出来，而脾胃虚弱以后，运化能力减弱，那么我们的气血来源就出问题了，尤其是血的来源。因此肝气不舒会影响脾胃功能，脾胃功能失常，就会导致血虚。然后血虚反过来会加重肝气不疏，因为肝藏血，血不足了，肝脏失养，又会再次加重问题。这是一个三角形的关系，互相影响，一环扣一环。而且这是一个恶性循环，会越来越坏。到此，也逐渐明白为什么经常看到很多人提及，情绪乃养生的重中之重。它牵一发而动全身，藏于心间，隐于无形，却杀伤力十足。加之我性格细腻，这既是优点，也是缺点，无非看自己怎么用，又或是被它用，这是心性上的功夫，需要慢慢磨炼。

（4）关于感知。怕冷是阳气不足还是感知能力提升了？对于外界环境变化，身体的敏感性适度增强是好事。要结合当时的自然背景和人体背景去综合考虑，没有绝对的标准答案。但是，要注意适当敏感是好事，太过了也不是什么好事情，还是要守中，这是根本原则，切勿违背。

（5）关于热而无汗。适当地多次少量喝热水可帮助我们身体发热，保证管道湿润通畅，这样才能不断地冲击热而无汗的目标。而饭前喝药的目的也就是让我们吃饭的时候能减少食量，也有助于身体发热。最终关注的是无汗而热和热而无汗，让自己始终处于这个区间里面，不断地壮大，长期的积累，这是核心中的核心。

感恩遇见，感谢广汗法健康团队的耐心诊疗、跟踪、鼓励！感谢！

5月9日心得

关于食的一点随感。

昨晚跟李大夫请教了一下关于吃的困惑：就是早上8点半左右吃完早餐，11点左右喝药，中午饭前其实是没有太多饥饿感的，所以中午普遍吃得少，但是下午3点多就饿了，而晚餐时间大概在7点左右，这中间又要忍受饥饿。李大夫指出了我的问题，应该确保每一餐饭前半小时左右有饥饿感这个目标，动态去调整自己每一餐的食量，而不是机械地遵守常规饮食习惯。一瞬间我恍然大悟，早餐和午餐间隔时间过短，那早餐应适当减量，确保午餐前的饥饿感，而午餐到晚餐之间时间很长，我的午餐在合理范围内应适当加量，确保晚餐的饥饿感发生在饭前半小时，而不是下午3点多。当时忽然觉得自己好像还困在一种固定的思维模式和习惯里，还并未真正清醒，独立思考、探寻。

今日早餐时候，又想起了昨晚李大夫说的话。忽然灵光一现，"食"不正通"时"么，昨晚的这个案例不正好活生生地演绎了"食其时"的重要性。咦，食其时，好像似曾相识，《阴符经》里不是有这句么："食其时，百骸理。"又是一顿狂喜，像发现了新大陆，真的好开心。我想此刻我对"食其时，百骸理"这句话才算真正有了点感悟，过去看的时候好像也懂意思，但是没有落地的道理永远都不会真正是自己的。所谓一阴一阳之谓道，知行合一，缺一不可。高以下为基，任何高高在上的理论如果没有落地的实践，都只会是空中楼阁，所以实践才是检验真理的唯一标准。

想到此，不禁又联想到我们汉字中的通。有种说法是，《易经》的"易"源于蜥蜴的"蜴"，蜥蜴随外界环境变化而不断变换身体颜色来隐藏、保护自己，这不正是《易经》三易中的变易么？"易"还通"医"，所以很多古往今来的中医大家同时也是易学高手，以阴阳之道行持于天地之间。很多时候可以通过文字深深感受到我们老祖宗的智慧，微妙玄通，深不可识。

很多时候我比较愚钝，感谢李大夫耐心指点！

5月10日心得

道言：中土难生，人身难得。人为万物之灵，人体自然是胜过任何现代科技的智慧结晶，其中的微妙，难以揣测。我们很难觉察到身体变化之端倪，如食欲和食量的消长，很难精确量化。这样我们也就无法及时调整饮食来满足身体的需求，但是如果抓住饥饿感这个轴，也就可以开阖顺畅了。简言之，食其时，这个"时"就是一种时机，因为身体在微妙的变化，这个时机自然也随之而变化，我们必须寻找到一种不变（不易）来适应这种变化（变易），也就是万变不离其宗，而这个不变的东西一定是极其简单的（简易），因为大道至简。如此三易，万事可及。孔子五十学易，终其一生，不禁感慨：时也，命也。也从侧面印证，这个"时"蕴藏了无尽的奥妙，所以才有"顺时应命"这种说法，当然，此为外"时"，但这和身体中的内"时"有异曲同工之妙，值得深思揣摩！

5月12日心得

（1）以不饿为底线，以嘴里没味为上限，在这个范围内去思考问题，寻找中间的平衡点，还是要守中。不要没有范围地思考，太过发散容易伤脾。另外很多东西不是能思考出来的，要去实践中思考，再调整。具体调整：如果饥饿的话，下午的时候可以加一餐小食。

（2）当情绪紧张发热或者平日身体发热的时候，可以尝试用意念把热往皮损处引，利用好这个热。

（3）食欲和食量是正比例的关系，慢慢提高食欲，相应加多食量，然后目标是要变得强壮一些。

5月17日心得

（1）因为我皮损面积较小，目前的身体以静态为主，所以适当的阳、感冒这些动是有利于刺激静态的，以小动去调这个静态，争取让身体整体达到更好的状态。这个正是"反者，道之动"的完美阐释，以动调静，以小调大。

（2）当身体的热达到比较高的状态时，这时候切忌用力过猛，继续加大火。所以任何时候都要记住：物无美恶，过则为灾。我们追求的应该是热而平稳，这样才能稳中求进。类似于电路元件中的电流波形一般，我们要让电流保持在一个平稳的工作区间。

（3）每个人的先天属性不同，不用刻意去跟别人比，也不用以最理想的状态去要求自己，实际上如果在自己的基础上每次能提高百分之五就已经是很大的进步了。另外心态一定要放松，要去悠然地做，不要让自己太急切，否则动作可能会变形。另外虽然先天属性不同，但最后要达到的都是中的状态，这个中也就是平。

（4）我们期待从一个稳态慢慢调整，然后打破，再到另一个更高级的稳态，这个过程一定是以百分之五的悠然状态前行，欲速则不达。另外这种前行一定是从粗到细的过程，先粗调，再微调，最后到达理想的稳态。类似于收音机调频，最后微调到最佳状态。

鉴于本次远程治疗的一些教训和误区，特提炼核心，以此提醒：

对于发热的目标状态：无汗而热，热而不过。

对于实践的目标状态：积少成多，悠然自得。

对于整体提升的目标：从粗到细，稳中求进。

◇ 2023 年治疗阶段小结

患者自 3 月 15 日开始远程治疗，目前身体情况发生以下变化：身体较前温热，基础体温基本维持在 36.2℃上下，出汗基本可控，额背部仍有少量汗出，大便较前成形且无不适，舌质淡胖改善，舌苔变薄，口气较前减轻，痰明显减少，同时皮损消退，因既往抓挠留有色素沉着。这些变化中尤为突出的是健康及疾病理念的转变，整个身心的放松、运动方式的改善，对纠结的情绪有意识感，心思过于细腻对健康反而有害，具体体现在脾胃功能的损伤，舌苔中根部偏厚、口气的长期存在等方面，下阶段会结合遗精的问题综合治疗。

四、三年求医之路——重见希望

记得 2020 年初的时候我女儿身上长了一些红点，当时也没有在意，因为就几个小红点，我怀疑是蚊虫叮咬的。后来没过几天越来越多了，就赶紧带她去医院查看，医生说可能是玫瑰糠疹之类的皮肤病，因为孩子小，开了一些药回去抹，可是抹了一段时间也没有效果，又去医院看了，医生说的还是和之前一样的话语，还做了皮屑检测，检测结果也没有问题，然后就又是拿药回去抹。还是过了几天，我看也没有效果，而且头上的皮屑增多，身上也越来越多了，我带着她换了一家医院，结果那位老医生一看皮损的地方就说是银屑病，俗称牛皮癣，还问我：你家有人得过这个病吗？这个病遗传得多。让我回家了解一下牛皮癣，当时我的第一反应是家里也没有人得过这病，我对这个病虽然不太了解，但是大致也知道这个病很难医治，当时就很不能理解为什么会生这个病呢。我问医生怎样才会得这个病，医生说医学上也没有研究出来这个病的起因，但是很多都是遗传。回家后我上网查了关于牛皮癣的资料，说这是"不死的癌症"，还说这个病永远看不好，会伴随患者一生，而且还有一些宣传广告号称能看好这个病，什么祖传秘方能治疗这个病等。虽然难以接受，但是我常常安慰自己，既然已经得了这个病，还能怎么办呢，只能往前看，看怎样能治好它，那段时间家里的人也都茶饭不思，思考起了这个牛皮癣。

后来听说南京有一个非常有名的医院，据说是在全国能排上号的，我仿佛看到了希望，是啊，就在身边的医院为什么之前不知道呢，现在也不是懊恼的时候，赶紧带孩子去看病。从此我实时关注这家医院的号，了解这家医院的医生们擅长看的病，把能治疗牛皮癣病的医生都了解了一遍，也是这时候第一次真正了解了"看病难"这三个字。终于经过一个星期的等待，去某所看病了，第一次是带着希望去的，心想孩子小，而且现在也不算太严重，这也是大医院，看过的大病多了去了，应该是有希望的，结果希望越大失望就越大，去了以后与医生进行了简短的对话，大致的意思就是：这个病，你要有心理准备，现在孩子小，只能涂抹一些没有激素的药，这是一个长期的过程。你先回家涂，一个星期以后来复查。

机械式地完成了看病，可是能有什么办法呢，毕竟这都是全国能排上号的医院了。后面陆续又去了南京几个大医院，结果得到的答案都是一样的，甚至去过上海某医院，医生说其实你都可以不用跑这么远来看病，就在你们当地找一个正规的医院由专门一个医生看即可，这样那个医生对孩子的病也充分了解，可以给出相对应的治疗方案。后来我就定点去第一次的医院看病，去多了之后，每次看病我都能背出来台词：看什么病，多长时间了，上次用的药有效果吗？家里有人得过吗？孩子还小，长大了抵抗力上来了就好了，拿药回家涂抹吧。最后我总结，我不是去看病，我就是去拿药的，没有任何希望。可是我想：孩子还小，再等等长大了就更难治疗，我也不能什么都不做、干着急啊。

时间来到了 2023 年 3 月，这次家里的药用完了，我就又去挂了专家号，这次挂了一个中西医号，西医我是觉得彻底没有希望了，这三年都这样，什么效果也没有，说不准换一个看病法，多一条路可以选择，去看病那天，我也和医生聊了这个病，结果这个医生说：我推荐一个医生，你可以自己上网去查看他的个人信息，毕竟你也看了这么久的病了，你先了解了解，你觉得不错可以去试试。然后医生就介绍了张教授，说他有一套广汗法，很有效果。

出了医生办公室我就上网搜索关于张教授的信息，不放过一丝一毫的希望，查看了银屑病患者看完病以后的感受和想法，看到很多人被治愈，顿时就蠢蠢欲动，觉得不能放过这次机会。然后我们一家三口就踏上了去太原就医的希望之路，第一次去就看到了中医问诊如书上所说的望闻问切，很专业。张教授很细致地问了孩子的病情，查看了身上的皮损，然后询问了哪里爱出汗、哪里不出汗等等一些问题，开了药说先解决目前棘手的问题——大便，一个星期后再复诊。拿了药我们就回南京了，一个星期的药量虽然不多，但是真真切切地解决了孩子大便的问题，以前大便总是费劲得掉眼泪，但是吃了中药以后很轻松，孩子自己都感觉很神奇，很不可思议。她自己都说吃了中药是有效果的。一个星期后我们在网络平台复诊，再后来我们加入了一对一的远程诊疗，记得刚远程的时候内心是怀疑的，后来视频看到是张教授的面孔又相信了这是真的。说一说这个远程一对一的问诊吧，好处有很多，在这个群里有专门的服务人员每天指导你怎么去做是对身体有帮助的，并介绍能减轻皮损、加速银屑病治愈的方法，很便于我们这种想病快点好，但是又不知道怎么去做的人，更能解决挂号难、看病难的问题。

每天早上第一件事情就是测量基础体温，在固定地方拍皮损照片，发送到群里，医生看完照片会及时反馈给我孩子皮损变化的情况，如是不是热度不够，是不是用手抓皮损了。然后再告诉我怎么去解决这些问题。对于平时还要注意的一些事项，细致到衣食住行的方方面面，水果不能吃，零食不能吃，黏的食物不能吃，不能吃太多，要吃七分饱，这样有利于脾胃消化；空调温度调到26～28℃，如局部冷及时添衣，不可出汗，也不可凉着，如果有局部出汗，可以扑控汗粉。让身体保持一种燥热的状态及有刺刺的感觉，围绕一个宗旨：热而无汗，无汗而热。如皮损瘙痒，切记不可用手去抓，这样会增加皮损厚度，可以用药膏涂抹。其次坚持泡澡，让皮肤保持一定的润度，泡澡的温度也很有讲究，大概在27℃，我家孩子一般在26℃，因为她基础体温偏低，所以温度不能太热，不然会出汗，因人而异吧，目的只有一个——保持不出汗，再用黑豆油涂抹锁住水分，平时我遇到什么疑惑问题发在群里，群里的团队人员也都能快速反馈信息，很是方便。还有就是每个星期一次的张教授视频问诊，每次视频都让我对广汗法有更深的了解。我们为什么要围绕热而无汗、无汗而热的宗旨，因为我们要让身体里面的热量去冲破皮损的地方，从而让皮损的地方能正常"呼吸"，从而加速银屑病治愈。就像烧的锅一样，盖上盖子，加大火力，食物才能快速煮熟，如果把锅盖掀开，热气跑掉，那么食物就很难煮熟。这里的热就是火，食物就是皮损，锅盖掀开就是出汗，所以一定要堵住汗，这才是最有效的。还有就是对"红痒新小烦"的了解。我女儿目前的状态就是这个，一开始我对这个的认识其实是有误区的，红，我一开始疑惑为什么要红呢，红应该是一件不好的事情，正常不应该是皮损的颜色变成和正常皮肤一样的颜色才是对的吗？后来我才了解，其实红就是皮损在由"静"转"动"的一个过程，变红其实很多时候是伴随皮损变薄出现的一种表现，这是一个转变的过程，无须紧张。现在孩子身上也出现了一些新的皮损，对于新的皮损张教授也给出了很专业的回答，是因为我们在击碎大的、厚的皮损，这些比较厚实的皮损会带出一些小的皮损，就像挖出萝卜带出泥一样。说明这些厚实的皮损在慢慢地变薄，在被击碎。所以我们不需要慌张、焦虑、自我怀疑、开始否定。毕竟专业的事情还是需要专业的人去完成，而我现在能做的就是好好按照医生说的去做，这样才是最快、最正确的治疗。

现在整体看小孩的状态来说，食欲、肤色、气色、排便这几个方面改善很明显，身上的皮损也已经是"动"的状态。所有的这些都是在往好的方向发展，这也让我看到了希望，见识到了中医的神奇。在这里很感谢张教授及健康团队，大家都非常专业、耐心。你们就像黑暗里的一束光，这束希望的光照亮了我，从你们每次对于问题的回答和视频的问诊中让我真切地感受到你们是很用心地在对待每一位患者，是办实事，绝非敷衍。

最后还是要感谢你们，谢谢！

◇ 2023 年治疗阶段小结

通过治疗，孩子的整体情况改善比较明显。

目前孩子身体较前转热，会有广汗法希望的燥热感，体温也上升了很多，大便变得顺畅，食欲好转，孩子面色暗黄改善明显。

给予小青龙汤、麻附辛加味方及四逆散治疗的过程中孩子也出现了一些"动"象，身上出现了一些新起的疹点，目前旧皮损转红，持续变薄，新起疹点逐渐变薄消退，近日没有新起的疹点。

在治疗的过程中，根据患者每天的具体情况调整用药，希望孩子整体好，带动皮损一起好。

第四章 银屑病"根"治情境自测举例

我们经常说，不怕患者病重，就怕患者不知道为什么重。将规律变成客观显示的图像、数字是广汗法团队的责任；而按照正确的规律，努力成为一个"不熟悉的自己"是患者的责任。指路、修路是医生的责任，但是走好路、用心在正确的路上前进是患者的责任。

有一些学者和专家觉得广汗法是一种明理法。笔者认为其中有两层含义：其一，广汗法能使患者了解自己的身体状况，用正确的理念指导生活，理性看待疾病；其二，广汗法能让包括医生、患者在内的很多人懂得如何围绕"汗"找回身体整体的健康。

所以，鼓励患者主动思考、积极学习，也是对待生活和善待自己的一种积极态度。接下来，我们进入真实的情境，一起思考、学习、感悟（角标的地方是思考和学习的重点）。

一、理性择医

小兰因为工作较忙，在一次感冒发热的治疗后全身出现散在的绿豆大小的斑丘疹，当地医院诊断为银屑病，当时大夫推荐她用外用药膏并住院输液，她对此很怀疑①，就自己回去上网查阅资料。她搜到了广汗法，读了相关的书籍②，觉得内容十分有道理，之后她按照书中所说的"汗法"来让自己每天出汗，一段时间后全身皮损有所减轻。但过了不久皮损又有所加重，她百思不得其解，便预约了广汗法门诊③。在门诊上小兰将自己的疑问提出后，广汗法门诊大夫给她详细解答：广汗法不是出汗法，单纯地出汗并不能解决问题；正常的出汗有其严格的标准，治病期间我们不仅要关注汗出正常与否，身体的温度、饮食的禁忌、大小便的正常与否等都很重要。小兰这才知道原来广汗法是这样的。之后她住院治疗，积极配合，严格按照广汗法的要求来调整自己的生活起居④，身体越来越好，皮损"不治而愈"。

◇分析

①怀疑、不盲从，会理性择医。小兰一开始得病去看医生，大夫直接就开了外用药膏并且让住院输液治疗，小兰对此持怀疑态度，回去上网查阅各种资料，寻找正确的治病理念，充分体现了她不盲目信医。

②会寻求书籍的帮助，网上的信息鱼龙混杂，能鉴别出哪些是对身体有益的，是需要智慧的。患者有读书的愿望是值得鼓励的，读书说明愿意明理。

③出现问题不盲目否定。有些患者了解广汗法之后，凭一知半解自行实践，出现"好转"就盲目乐观，出现问题就开始怀疑。"是不是还有什么问题自己没搞清楚"，有多少人会这么想？小兰在出

现了问题时能意识到是自己理解不到位，这是理性的态度。

④遵循医嘱，严格要求自己。小兰在纯中医病房住院治疗期间，通过学习和交流认识到病的根源，知道病是生活中不良习惯累积导致的，知道自己不仅要配合治疗，更要在平时的日常起居中严格贯彻广汗法的生活处方。自由来自自律。

二、害怕遗传

小伊是名银屑病患者，饱受银屑病折磨①多年，婚后一直不敢要孩子②，怕遗传③给下一代。

◇分析

①作为一名患者，她需要主动寻找靠谱的方法，而不是一味地受折磨。

②结婚以后一直不敢要孩子。小伊一直生活在恐惧中，生活在自己和家庭的压力当中，这都源于她对银屑病缺乏正确、理性的认识。如果她能摆正心态，积极地寻找正确的治疗方法，对银屑病有了正确的认知，她的心理压力会减轻很多。

③小伊怕遗传给下一代，是对疾病遗传不了解。疾病遗传，遗传的是疾病的易感性，而不是疾病本身。银屑病是不遗传的，银屑病的主因是身体整体的失调，与其一味地恐惧遗传、逃避遗传，不如直面身体各方面的问题，让身体整体变得"中"（广汗法4个方面的"中"），让身体整体变好，就是在阻断遗传。

三、错误防晒

小美认为自己是一个轻度①银屑病患者，因为皮损并不多。夏天到了，爱美的她出门都会擦防晒霜[2]，她自己认为[3]这样可以防止太阳直接照射皮肤，对疾病康复有利。

◇分析

①小美是一个轻度的银屑病患者。但患者本人对轻重的判断很多时候是不准确的。皮损少就是轻度吗？恰恰相反，按病势、皮损的分布、皮损的颜色、皮损的厚薄来判断，皮损少很多时候是阴证，看起来似乎病情较轻，但实际上医治起来是比较难的，从治疗难易程度来说可能是重度。

②涂防晒霜，很多患者的认识是错误的。在广汗法体系中有"四多两温度"，第一点就是适度多晒，同时适度防晒。过度的阳光照射可能引发皮肤癌，因此防晒是无可厚非的，但是使用防晒霜进行防晒，其膏体会厚厚地附着于皮肤上，不利于皮肤的通透，因此不建议使用防晒霜，可以改用伞、厚的棉织物等代替，可以起到更好的防晒作用。

③主观臆断。正是因为患者对广汗法认知不深，才会对整个治疗体系涉及的东西模棱两可，而掺杂很多个人的主观想法，这样是不科学的。

四、用药寒凉

小韩在最初治疗银屑病时使用寒凉药物[1]，皮损消失了一部分[2]。日后经常感冒，每次感冒继续使用消炎类药物[3]，银屑病反反复复，久治不愈，甚至一次比一次重。

◇分析

①小韩初期治疗银屑病使用寒凉药。说明患者及给他治疗的医生对疾病没有正确的认识，目前多数的患者不能用这类药物治疗。

②皮损消失，让患者误认为之前的治疗是正确的。皮损消失的同时，若身体整体情况也在逐渐变好，我们认为治疗是适当的。反之，皮损消退的同时身体整体情况恶化，治疗就是错误的。

③经常感冒，每次都使用消炎药。患者整体健康水平已经下降，却还在反复使用消炎药，说明他用药和择医都不理性，对自己的健康不做思考，这是不可取的。广汗法希望患者要多学习、勤思考，对自己的健康负责。

五、频换中医

小胡自从得了银屑病，每天唉声叹气，心情很糟糕，自觉看不到人生的希望①，总觉得别人都在议论他②，因此想在极短的时间内治好病③。找了一位中医治疗一段时间后，他觉得效果不是很明显④，又匆忙换了另一位医生治疗⑤。

◇分析

①找原因。得病之后应该积极找原因，弄清楚病是怎么得的，才能更好地配合医生。银屑病是心身疾病，心在前，身在后，情绪对疾病的影响是至关重要的，要保持积极乐观的心态去面对疾病，而不是唉声叹气。

②总觉得别人在议论他。这点体现了他太过以自我为中心，其实没有那么多人有时间去议论你，你不是世界的中心，只有你自己

会误把自已当中心。

③想在极短的时间内治好病。需知病有轻重缓急，急病需急治，缓病需缓治。银屑病有一些情况可以迅速治好，但也有一些情况需要我们耐心治疗。

④找了一位中医治疗一段时间后，他觉得效果不是很明显。就像前文说的，病有急有缓，我们应该正确、理性地认识疾病，根据自身的整体情况和病情来判断，而不是一味地求快。

⑤找了一位中医治疗一段时间后没效果，又匆忙换了另一位医生治疗，这点也是不正确的。要理性择医，不能随便去相信一个医生，也不要随便就去换医生，这些都需要经过深思熟虑，理性做出决定。

六、停掉外用药

大夫给小刘开了温性的外用药和温散的内服药，很快取得疗效①。大夫要求逐渐减少外用药的次数，但不能停，中间如有皮损明显时，马上缩短外用药的间隔②。小刘没有遵医嘱，见皮损没有了就自行停掉外用药③，半个月后皮损又出来了，小刘怀疑效果完全来自外用药④。

◇分析

①很快取得疗效。广汗法的核心优势是：整体好才是真的好。小刘存在的第一个问题就是对疗效的判断错误——如何判断疗效？皮损减轻就是取得疗效吗？广汗法倡导"忘了病，关注汗，着眼健康"。即使外用药有暂时减轻皮损的作用，但目标也是让患者在放松的前提下，使得整体更容易变健康。疗效最终要看整体的变化。

②逐渐减少外用药的次数，但不能停，中间如有皮损明显，马上缩短外用药的间隔。使用外用药的时机：应急使用，如有活动或者演出的时候，短时间"掩盖"；在整体变好的基础上，大部分消退、少部分遗留的时候可以使用。

使用外用药的部位：不是所有的皮损都用，只用于暴露部位。在取效时逐渐减少外用药的次数，但不能停。中间如有皮损明显，则缩短外用药的间隔，让它一直起"装饰"的作用。当没有使用外用药的部位皮损明确减少 2/3 以上时，才可以真正考虑去慢慢停掉外用药。

③效果完全来自外用药。必须客观认识外用药的作用，外用药只是起到了"修饰"作用，在康复的路上可以减轻患者的心理负担。因为银屑病是一个心身疾病，减轻心理负担，提高心灵温度，是促进整体健康的保障。外用药的使用实际上是心理治疗的辅助。

七、越权加药

小桂在某处治疗，觉得药里加了桂枝①后效果很好②，反馈给医生后，医生每次都在这位患者的药里加桂枝③。甚至有一次患者不能面诊，通过电话④说药力不够大，要求把桂枝的量加大，该医生认为患者之前的治疗效果⑤都不错，就同意了患者的要求，将桂枝的量加倍⑥。

◇分析

①患者积极反馈疗效是对的，但是他过分地关注了药物，疗效并不是靠单纯的一味药就可以起作用的，而是靠各种治疗的综合作

用。患者对药物疗效的反馈易误导医生。

②"效果很好"，这是患者的主观疗效判断，认为皮损减轻就是效果好，而广汗法判断疗效要关注"疗效三阶梯"，即按重要性排序为：整体好不好，汗出匀不匀，局部动不动。

③上述的医生按照患者的反馈，每次都在药里加用桂枝。实际来讲，按照临证的判断，药物的正常加减是可以的，而患者的反馈可以参考，但是不能一味地顺从。这个案例里，患者在"越权"，而医生在"缺位"。

④不能面诊时，一般会让患者停药。医生要多诊合参，综合判断，增大剂量、改变方案时都应该面诊，只有在少数病情十分平稳的时候，才可以考虑非面诊处方。

⑤患者择医错误。选一个好说话、"谦虚"的大夫不一定是正确的。看病治病应理性择医，先择医，后信医，没有主见的大夫是不可信任的。

⑥医生不仅每次开药都加桂枝，还仅根据患者电话中片面的表述就同意桂枝加倍，这些都是不严谨的。广汗法使用桂枝是有严格指征的，每日用2kg，甚至3kg的情况都有。但越是需要用大剂量的情况就越复杂，越要谨慎，不仅要面诊，必要时更要入院密切观察。

八、"不会"发烧

小邵，女，11岁，小时候经常感冒发热。每次得病时家人都很害怕[①]，每次打针输液，希望快速消除感冒症状。长期下来，小邵同学发热频率降低，家人以为随着年龄的增长，体质在慢慢好转[②]。

后来，小邵身体开始长红疹，经诊断是银屑病。后因偶然机会接触到广汗法，在病房治疗过程中，利用"发热诱导疗法"③，体温最高达到38.5℃，期间医护人员全程关注、把控风险④，待热退后，皮损大面积消退。

◇分析

①"害怕"。得病之后，我们最先要做的事情就是寻找疾病的原因，而不是盲目害怕，因为害怕对疾病的治疗没有任何益处。

②"输液、快速消除症状、发热频率降低、慢慢好转"。要了解疾病的规律，而不能只管眼下，生命是一次长跑，长久的健康才有说服力。发热的实质是机体的免疫反应，不能不择手段地退热。发热频率降低是身体好转的表现吗？更新的临床研究发现，保持一定频率的发热对身体的"自洁"有益。

③"发热诱导疗法"。通过治疗，使机体对外界的反应能力增强、体温升高，可以给身体变化提供有利的条件。

④全程关注。很多患者认为发热是好事，便盲目庆祝发热，不知道"过与不及都是病"，过度的发热对身体同样是不利的。对于如何把握发热的度，以及在发热的过程中怎样做到随时把控风险，都是专业的医护团队要研究的事。作为患者，发热时要第一时间联系广汗法医护团队。若长时间不发热，也要尽快与医护团队联系。

九、喜吃羊肉

小杨平素爱吃羊肉①，自从得了银屑病，被告知要忌食羊肉，很是沮丧。结果忌食羊肉后，病情依旧，偶然听闻广汗法治疗可以吃羊肉，而后几乎每天都吃②。后来一位患友告诉小杨"见汗吃发物"③，所以每次在吃羊肉之前，小杨先运动④，等到头上出汗了⑤，他才吃羊肉。但病依旧没有好，他需要尽快去广汗法门诊或者住院吗？

◇分析

①广汗法有"内涵十法"，其中之一叫纠偏法。实际上"物无喜恶，过则为灾"，过就是偏，邪也是偏，治疗就是纠偏。广汗法团队经常告诉患者：喜欢的东西就是病因，由偏嗜变得节制的过程就是治疗。广汗法提倡适度吃羊肉，并不意味着适度吃就不会得病，要各方面都顾及到才能保证稳定的状态，针对中有郁热、体表和体内有寒的复杂情况，广汗法创造了"三明治"病理模型。素爱吃羊肉就是第一点错误。

②听说能吃就放开吃，这肯定不对。还是那句话，"物无喜恶，过则为灾"，喜欢的东西就容易过。不是听说了可以吃就去放开吃，而是应该先系统了解，搞清楚为什么吃，什么时候能吃，什么时候不能吃，吃到多少为好，然后才能去吃。不能人云亦云，不仅要知其然，还要知其所以然。简单来说，如果自己还没有学会如何准确进行判断，那就只能遵医嘱。

③"见汗吃发物"是针对不容易出汗的人强调的。对于不出汗的人，进食羊肉会增加他的内热，内热不仅不易外散，甚至会加重。但是针对出汗多的人，我们的要求是"无汗吃发物"。因为吃羊肉会让易汗出的人汗出更多。没有汗的患者进食羊肉会加重内热，而

汗出多的患者进食羊肉则会加重开泄，这都是与"阳气内蒸而不骤泄"的原则相违背的。吃发物是一个很复杂的问题，应该是发物有助于让汗趋向于中的情况下才能吃。

④运动的原则是"低强度长时间运动，一滴汗出遍全身"。小杨没有明白运动的目的，所以运动的方式也会存在问题。

⑤"头上出汗"是正常出汗吗？局部汗出是违背"均匀"原则的，是不正常的。广汗法说的汗都是指"正常的出汗"，治疗就是要把汗出障碍治成正常出汗（简称：正汗），或者说趋近于"正常的出汗"。"见汗吃发物"中的汗不是病态的汗，异常汗出时，应该慎食发物。

十、误季节

小石是银屑病患者，进入冬季后，身体很难达到微汗①状态，小石想起②发物③能有助于微汗和治疗，于是就大量④食用发物，来让身体达到微汗状态。

◇分析

①"微汗"容易使患者产生误解，应把"微汗"改成"正汗"，要求热而无汗。

②"想起"说明患者平日就没有按照广汗法生活处方的要求去做，等到问题出现时才想起，完全是"临时抱佛脚"。

③能获得正汗的方法不是只有吃"发物"，这是片面的。

④"大量"属于"过犹不及"，适度才最重要。

十一、大量饮酒

小白是银屑病患者，听医生说可以适量①喝些温白酒，于是本就喜欢喝白酒②的他每天都喝到快吐为止①。

◇分析

①医生说的是"适量"，而他却是喝到快吐为止，是典型的过度。

②"本就喜欢喝白酒"正是问题所在，"物无喜恶，过则为灾"，个人喜恶既是疾病出现的原因，很多时候也会影响正常的治疗。

十二、爱光脚丫

小丽是个特别①时尚、追赶潮流的女孩，自从得了银屑病后，一直穿戴很多①。当银屑病症状减轻后，小丽又开始了时尚②的穿戴，光脚穿鞋、穿九分裤②。

◇分析

①患病前"特别……"及患病后"一直……"，都是"偏"的状态，或许正是因为这种"偏"才导致了她的发病。广汗法健康体系对穿衣的要求是"穿衣务求暖"、热而无汗，所以就要思考如何穿才能达到我们的要求。需要随着气候、环境、自身的情况时时刻刻调整衣物，而不是一成不变地穿多或者穿少。

②"症状减轻后又开始……"症状的缓解并不代表疾病治愈或身体完全恢复健康，这是典型的"好了伤疤忘了痛"，或者应该更准确地说是"伤疤没好就忘了痛"——病情稍有起色她就马上恢复原本的生活方式，这是错误的。她没有遵医嘱，没有很好地执行生活处方，如何能保证好的治疗效果呢？需要强调的一点是，广汗法格外重视脚踝和小腿前面的保暖，而她穿九分裤的行为与这一原则相违背。

十三、迷上打球

小邱患银屑病多年，经药物治疗得到控制[1]，最近听说[2]银屑病患者多出汗的话会把体内的毒素和细菌排出[2]，然后再配合药物的话会更容易痊愈，所以最近迷上了打球[3]，因为白天工作忙，只能晚上去[4]球馆打球，经常打得一身汗[5]，然后趁着夜色，穿着被汗水浸透的衣服[6]赶紧回家。

◇分析

①小邱患银屑病多年，经药物的治疗得到了控制。首先他在疗效认知方面有错误，认为皮损没了就是治好了。而广汗法的体系里，有新疗效三阶梯——整体好不好、汗出匀不匀、局部动不动。

②"听说多出汗会把体内的毒素和细菌排出……"这在认知上也是错误的，目前社会上有很多野生的"科学"——很多是似是而非的，或者一些正确的理念里夹杂很多错误的"私货"。人体最佳的状态是"阳气内蒸而不骤泄"，不是通过多出汗来排出毒素和细菌。

③迷上了打球：广汗法不建议做十分剧烈的活动——激烈的体育运动更快、更高、更强是供欣赏的，"更"本身就是偏的，这类运动多数和健康无关。广汗法推荐类似于快走、慢跑及打太极拳等比较温和的运动，让皮肤达到温润的状态。运动的原则：运动要缓和，不要激烈，以全身热而无汗为准绳，重要的是"安全、快乐、健康"。

④晚上去：在《黄帝内经》中，不仅主张晚上少锻炼，还主张"起居随太阳"。运动的最佳时间就是阳光温和的时候，标准是热而无汗。

⑤打得一身汗：打球出了一身汗会消耗人体的正气，出汗多的地方皮损厚硬难治是临床常见的。大汗淋漓不是锻炼的要旨，正汗才是关键，才能说明机体阴充、阳足、脾胃和、气机通达。广汗法强调适度运动，每次强度不宜过量，以正汗为标准，即通过运动达到长时间的全身暖和，以微似有汗最为适宜。因此运动强度要低，使汗水缓出而持续，像春雨一样滋润身体，且易长期坚持。适时调整运动节奏，身体微汗时要降低强度，使"阳气内蒸而不骤泄"，让卫气冲击不易出汗的部位。当身体微凉时提高强度，保持身体热的状态。

⑥趁着夜色，穿着被汗水浸透的衣服赶紧回家：运动出汗后进入冷的环境，"衣里冷湿，久久得之"，这是很多顽固疾病的病因。

十四、爱淋浴

小于是银屑病患者，一到秋季皮肤就特别干，听患友说①秋天天气干燥，要多泡澡②、抹油，于是他就天天泡③，有的时候没时间泡就改为淋浴冲澡②，因为秋天温度已经很低，他家里浴室也没有其他保暖措施④，这样下来没几天就感冒了，感冒后为了让感冒快速好起来⑤，吃了些感冒药，并且泡澡时把水温调得很高④。

◇分析

①道听途说，没有系统的学习和思考过，他对这个疾病本身和治疗的认识是非理性的。

②多抹油、没时间泡澡就改为淋浴冲澡。广汗法提倡对干性皮肤要少洗多抹油，所以不建议多洗，特别是多淋浴更容易破坏保护

皮肤的脂膜，导致皮肤干燥。

③天天泡，万事万物都应该讲究度，天天泡很多时候是过度的。

④浴室也没有其他保暖措施、水温调得很高。广汗法要求泡澡的温度是无感温度，"复归于婴儿"，没有专业仪器的帮助，是做不到恒温的，所以不提倡随便泡澡。而且恒温要求的是动态恒温，根据患者身体状态去动态调整，这个需要专业的指导人员和专业的辅助仪器。

⑤为了让感冒快速好起来。"立足长效求速效"，每个疾病，包括感冒的治疗都要立足长效，在不影响长效的前提下，快才有意义。或者可以这样说，如果感冒、发热的存在能让身体整个往好的方向发展，对整个身体有好的作用，我们宁愿让感冒好得慢一些。这样的提法会违背一些人的常识，但是对于大众的长远健康很有帮助，请耐心思考、体会。

十五、出大汗

小侯的爸爸妈妈是中医医生，2015 年的时候，小侯得了银屑病，看着用药减轻、停药加重①、日益变多变硬②的皮损，家人心急③如焚，偶然的机会在书店看到广汗法，觉得比较可靠，马上③从广州飞抵太原。由于对广汗法不了解，想要入住纯中医病房的愿望没有马上实现。一家人在太原的宾馆住了三天，狠学③广汗法，终于通过"广汗法认知程度评估"入院，住院不到 3 周，明显好转出院④，门诊巩固一段时间后，皮损完全消失。小侯在家长的紧密关注下过了一年多，情况不错④。一次，小侯看着别人打篮球眼馋，就背着家长加入了其中。后来一次又一次打球，很庆幸，大汗也没有让皮损长起来，小侯开始光明正大地打球，侯爸爸侯妈妈知道后，一再叮嘱"要注意，尽量少出汗"，但自己心里也在嘀咕"广汗法越到后面越强调不让出汗，孩子出大汗也没有皮损，事实④胜于雄辩⑤……"，对于孩子打球也就睁一只眼闭一只眼。2018年底小侯头顶和左侧肘部出现了几粒很硬②的皮损。

◇分析

①用药减轻，停药加重。说明治疗的方向错误。

广汗法治疗的根本在于治疗身体，"广汗法治人，人治病"。

我们用"海面漂冰"来做比喻，治疗身体的大法是在温暖整个海水，通过整体的温来化冰，有的时候貌似慢，但慢就是快，随时可以停药，停药也不会加重，所以我们的患者可以"停药过大年"。而压制皮损的治疗方法，眼中没有整片大海，只有冰，治疗的目的就是让冰尽快看不到，把浮冰捅到海面之下，一不压制，冰就漂到了海面上。这样的治疗貌似快，实则不仅不快，还越治越乱，所以会出现停药就加重的情况。需要注意的一点是：不能因为广汗法治疗停药后不会很快加重就经常停药。治疗需要连续，温暖整个大海，需要持续的力量。广汗法认为："规律比疗效重要。"要努力成为治疗的内行——内行看门道，外行看热闹。

②硬，在这个故事中出现了两次。硬，根据广汗法理论中广汗内涵10法中的第6法——先别法：察色按脉，先别阴阳。缓、硬、聚、厚、难破等，都属于阴证，属于难治型。

③急，马上，狠学。得了银屑病，应该做什么？想什么？看什么？找什么？找到广汗法后，怎么做？学习、思考、配合、反思、坚持。重点是学而思、思而学。欲速则不达、心急吃不了热豆腐，这些都告诉我们急是解决不了问题的。疾病风险不是很大的情况下，思考病的"因"才是根本，而不是急于去掩盖"果"、压制"果"。

④好转出院、情况不错、事实。这个告诉我们应如何看待疗效。这里说的好转、情况不错和事实，都是皮损的变化。皮损好转也不能掉以轻心，皮损好并不代表身体就好了、治疗就结束了，要注意广汗法强调的"疗效三阶梯"。

⑤辩，是思考清晰后的表达。找大夫，要找明理的大夫。用方法，要用讲得通透的方法。连得病、愈病、根治的道理都不能清晰、明白的大夫，治疗不就是瞎碰吗？你愿意拿你的身体去冒险吗？

十六、流鼻血

小雪患有银屑病，1年前，经广汗法门诊连续治疗后，身体各方面明显好转，随之皮损逐渐消退，小雪看着皮损所剩无几，心中窃窃自喜①，心想终于快摆脱掉这身可恶的"盔甲"了，今后也可以像别人一样"活出自我，随心所欲②"了。两周前，因年终庆典，她不考虑自己的身体情况踊跃报名参加跳舞节目表演，每天排练，因时间紧迫，常常饿着肚子，或者拿零食当饭吃③，排练过程中挥汗如雨，她却不以为然③。这一周以来小雪自述好像是"上火了"，所以频繁流鼻血④，每次都急着用凉水冲洗止血④。慢慢皮损复现加重，她又急着来门诊求救①，主任问起原因何在，自述估计是因为天气太冷。问起晨起体温如何？她说，体温正常⑤。

◇分析

①皮损消退所剩无几，心中窃窃自喜；慢慢皮损复现加重，又急着来门诊求救。这都说明她一直把皮损当作评判疗效好坏的标准。而广汗法健康管理体系当中，判断疗效的好坏是以疗效三阶梯（整体好不好、出汗匀不匀、局部动不动）来作为标准的，只有这三者都好才能说明真的好了。

②"活出自我，随心所欲"。说明她好了伤疤就会忘了痛，没有把广汗法生活处方贯彻到底。

③饿着肚子，或者拿零食当饭吃；排练过程中挥汗如雨，不以为然。说明她生活不规律，且没有意识到广汗法要求的出汗标准的重要性。

④流鼻血。她对"给邪以出路"显然是一无所知的，首先流鼻血不一定是上火，再者流鼻血的时候不能用凉水冲洗，离经之血若不能彻底排出，会干扰正常的小环境，导致频繁流鼻血。

⑤说体温正常，这是一种模糊、不负责任的说法，说明她根本不了解体温对疾病的重要性，也不了解测体温的意义，并且也没有测体温。

十七、"突击"乱吃

小牛得银屑病数年，体形肥胖①。她妈妈准备让她住纯中医病房集中治疗一段时间。听其他患友说住院的时候要严格忌口②，不让吃生冷的、甜的、黏腻的东西，就在住院前让孩子突击③吃很多甜的、黏腻的、凉的东西，准备住院过"苦日子"④。

◇分析

①体形肥胖的原因，同时可能也是小牛的发病原因。广汗法用治疗代谢疾病的思路治疗银屑病，也取得了很好的整体与局部的疗效。

②听说要忌口。证明小牛妈妈平日不忌口，也说明小牛和妈妈没有系统学习过广汗法。

③突击。说明小牛的妈妈对于健康的概念模糊，她没有意识到健康是日积月累的，疾病也是日积月累的，所以还在积累疾病。

④准备过"苦日子"。说明患儿和家长都没有做到身心的准备。什么叫苦？什么叫甜？是否"苦日子"结束后就又回到以前毫不忌口的生活方式呢？如果把正确的生活方式叫作苦日子，那么就很难坚持。只有把正确的理念融入生活的方方面面，养成良好的生活习惯，疾病才会远离。

第五章　银屑病"根"治问答修订及补充

一、入门守则

1.最新银屑病治疗入门守则有哪些内容?

（1）我是自身健康的第一责任人，真正能治好病的是我自己。自觉履行治疗的主体义务，以病为师，以医生为教练和顾问。

（2）"欲速则不达"，对于一辈子来讲，慢就是快。治人，人治病，貌似不快，实则很快；只管病不管人，貌似有效，实则永无止境。

（3）治疗必须有耐心、恒心和信心。情绪、心态需要理性抉择后的信心来支持，学习、思考、写阶段总结需要恒心，不断积累经验和教训、不断微调执中需要耐心。

（4）治疗不仅是吃药，更要学习、思考，揣摩自疗；之后过渡到以自疗为主，主动与医疗团队沟通，不断纠偏；最终达到根治，不再复发。

（5）心理和情绪对于本病的治疗至关重要。要学会顺应环境，勿庸人自扰，纠正思维、习惯，努力自强不争，自助自会人助，完成自己就好。

（6）最终治疗目标是整体健康，程序是"破平－复正－持中"。

（7）理性择医，绿色治疗，一年会比一年好。关注体重、腰围、基础体温等健康指标。体悟"与天地相应，复归于婴儿"。

（8）治疗的原理要牢记：以人为本，以平为期，以中为核心，以通为目的，以正汗四要素为指引，以温充肥司为依据。

（9）本病不传染，遗传可阻断。皮损有其自然规律，随着季节和气温变化，皮损变化属于正常，不必过多关注，守住"无汗而热、热而无汗"，放眼长远，自会消失。

（10）阳光最重要，运动不可少。

心情须放松，恐惧得戒掉。

穿衣务求暖，饮食助温散。

起居随太阳，大道法自然。

备注：

①以上10条，每日默念（最好背诵）数次，时时修正自己的行为、思想、情绪、习惯。

②服药应急期最短为1周之内，一般为1~2个月。稳定期和巩固期应长期呵护、储蓄健康。

③治疗过程中如需使用其他方法，请先与医疗团队沟通。避免不当理化刺激，如染发、文身、冷水浴、桑拿、光疗等。

二、正常的汗

1. 广汗法就是让出汗多吗？

这种认识是错误的。

随着广汗法在业内及在患者中逐渐得到认可，断章取义的误解，以及故意曲解也随之产生。

比如，有人认为广汗法就是通过发汗来治疗银屑病，汗多好得快，汗少好得慢，无汗就不好。甚至有一些健身房、温泉中心、汗蒸馆、理疗馆也在做类似的宣传，这就对大家造成了误导。

广汗法强调的是正常的汗出，过和不及都是错误的。为了大家更好地掌握出汗的度，我们提出了出汗的标准，即四个"尽量"：尽量少的出汗，尽量多的范围，尽量长的时间，尽量和缓的态势。

广汗法健康治疗体系倡导的是绿色自然的生活方式，所以希望大家能在对广汗法有全面了解的基础上去日晒、运动、穿衣、饮食、思考等，以免一知半解带来的不良后果。

2. 出汗的程序是什么？

先能出，再似出，终匀出。

第一步是能出。有出汗的能力了才涉及控制，如果根本就不出，就无从谈控制。

第二步就是通过药物或者衣物的调整让出汗多的部位控制"无汗而热"，不够热的部位调整到"热而无汗"。这样逐渐地就学会了自己去调整。

最后一步就是达到全身均匀，并保持尽量长的时间。

3.局部汗多怎么办?

一个充满气的厚薄不匀的气球,若薄的地方有一两个小孔漏气,则气球壁较厚的部位就没有机会被撑开,只有及时把小孔堵住不让漏气,气球壁才容易被撑均匀。

如果把人比作一个"热气球",局部出汗的地方就是皮薄、有一两个小孔漏气的地方,必须及时将局部出汗的地方控制住、不漏,身体才能有活力,身体各个部位才能变匀。局部汗多,把该其他部位出的汗都出了,其他部位汗少、甚至无汗。形象地说就是"旱涝不均"。

从内调,需要加强身体的各种调节功能;从外调,可以通过在出汗多的部位扑粉或减少衣物等手段让出汗减少,而汗少或无汗的部位可多穿衣加强保暖使其出汗,用外力尽量使出汗变匀。

4.为什么要关注小腿出汗?

一般来讲,膝盖到脚踝之间是不容易出汗的地方。从中医理论上讲,风从上受,湿从下受,小腿这个部位容易感受湿邪,湿邪阻滞就容易使汗路不通。如果连不容易出汗的部位也能出汗了,就说明身体整个都有出汗的能力了,同时关注身体各方面的调节功能,使出汗可控、均匀,出汗就会渐渐趋于正常了。

5.出冷汗怎么办?

中医有"冷汗如油"的描述,那是阴阳将绝,也就是人即将死亡的严重表现,在银屑病的治疗过程中基本不会遇到真正"冷汗"的情况。

更多见到"冷汗"的情况是出汗以后感觉到冷,即汗出觉冷,原因就是汗出多了。

广汗法中反复强调无汗——"无汗而热，热而无汗"，是强调保持身体尽可能热而微似汗的状态。汗出过多，体表热量被大量带走，就会感觉冷。这时需要做的是控制出汗。

出汗以后衣服过少，或者周围环境温度过低，也会汗出觉冷，这时就需要"虚邪贼风，避之有时"。

三、银屑病与汗

1.广汗法会让皮损发出来吗？

很多人误认为，广汗法就是发汗法，是用"发"的方法，把皮损发出来，会让皮损变多，于是畏惧使用。

其实，广汗法是让汗出变正常，皮损是汗出不正常后身体代偿性地建立的代替汗出以解决问题的通道，可以理解为正路不通而搭建的应急通道。汗的正路越通，应急通道作用越小，越容易"以汗代疹"，皮损也就越少。所以，正确地应用广汗法，不会出现皮损加重的现象。

2.怎样才算银屑病治愈呢？

皮损没有了就算治愈了吗？不对。

皮损消失，但是过不了多久，就重新发作，而且越来越重，更加难治。这种情况，是很多银屑病患者接受错误的治疗方法后亲自感受、深受其害的。

广汗法强调"中医治人人治病"，银屑病的治愈标准在身体，在汗和热的变化，而不是只看皮损。

广汗法经常拿水面上的冰来比喻银屑病：水面上有冰，如果我们要达到看不到冰的目标的话，最简单的办法就是把冰推到水面下，冰的问题解决了吗？没有！只是看不到了、隐藏得更深了。还有一个办法就是让水的温度升高，这样不仅能把浮在水面的冰化掉，而且将隐藏在水面之下的冰也一并化掉了。这两种方法哪种是"治愈"冰的正确思路呢？是很容易做出选择的。

银屑病的治愈，需要以人为本，以整体健康为目标，从身体的长远利益出发来看：第一是皮损全部变平，和周围正常的皮肤摸起来是一个感觉；第二是皮肤恢复"正汗"状态；第三是在广汗法团队的引导下，自己积极努力，保持良好的身体和精神状态。也就是疗效三阶梯的三点都达到了，并且保持三年——经历三个春夏秋冬，还没有问题，就算治愈了。

3. 如何正确理解银屑病复发？

大家对于复发有很多误解。在门诊上关于复发经常会回复一句话：你还没有资格复发。

为什么这么说呢？复发指的是真正意义上的治愈以后疾病再次发作，也就是只有治愈以后才有资格复发，而没有真正治愈以前皮损的反复不叫复发。大家可以参考上个问题——治愈的标准是整体、汗出、局部都达到良好的状态三年之后。

如果经受住了三年的考验，反过来也验证了你的生活习惯已经发生改变，医生为你设计的个体化的生活处方已经贯彻到位，这样便不容易再长新的皮损了。

4.在广汗法健康治疗体系中，健康的长效和皮损减少的速效矛盾吗？

不矛盾。"既求长效，又求速效，立足长效求速效"是可以做到的。

银屑病属于典型的心身疾病，皮损可以影响心理、情绪、思想；而反过来，心理、情绪、思想的问题又会影响皮损，于是构成了"恶性循环"的怪圈。

要打破"恶性循环"的怪圈，一方面是要让患者从理论上认识到汗的重要性，让患者明白得病的道理，知道病的来路（同时，也就明白了病的去路），知道"病非不治也"，从而理性地树立起必胜的信念。还有更重要的一方面，便是患者眼中的疗效。在安全、自然的前提下，可以在短期内取得疗效也应该是医患共同的目标，皮损越轻，患者的心理、情绪会越放松；心理、情绪的放松，又会加速皮损的减轻。这便形成了良性循环。这也就是我们积极研制正汗机器人、浴包、分段泡浴器，以及安全、可靠、有效的外用药等可以迅速减轻皮损的原因。

四、日常起居

1.为什么调整生活方式和吃药一样重要呢？

除了单基因疾病，刚出生的婴儿是没有病的。

经过不恰当的喂养和不恰当的生活方式，慢慢形成了疾病。疾病是之前生活方式的一个阶段总结，吃药针对疾病当前的结果，而如果错误的生活方式保持不变，就还会源源不断地为疾病储存后备力量，这就是致病的生活方式和治病的药物处方在对抗。

如果改变生活方式成为有方向、有目的的生活处方，掐断疾病的源头，同时用药物处方解决目前的疾病问题，这样两者协同、互相助力，就可以起到最快速治疗疾病的效果。

患者是治疗的主体，医生开的药物处方固然重要，但生活处方更重要，只有患者重视并实践生活处方，才有可能最终成为"自己的医生"，获得"根治"。

2. 生活处方包括哪些方面？

除了药物和专业的外治，其他和生活相关的所有方面都可以纳入生活处方的范畴，包括起居、衣食住行、吃喝拉撒、情绪、工作等。

3. 穿衣要注意什么？

第一，穿衣的原则是"穿衣务求暖"，就是一定要保暖。

第二，广汗法要求几乎完全无汗，所以衣服不能闷，要透气。

第三，通过穿衣的调整要帮助人体温度变得均匀。一般穿衣会关注躯干的保暖，如大衣、坎肩，而实际上这些地方是容易出汗的，需要少穿。而四肢外侧、手脚背这些不太容易出汗的地方一般关注得比较少，特别是小腿前侧。要通过穿衣的调整使身体尽量达到均匀的温暖。后背、手臂外侧、小腿前侧保暖系数有一个基本参考是1：2：8。可参考问题"通过穿衣调整出汗有什么原则"的答案。

4. 银屑病患者的饮食选择有什么原则吗？

广汗法的目的是让身体"热而无汗，无汗而热"。

这种正汗状态需要具备几个要素：一是身体中在其位、适度的火——少腹、少火；二是在其位、适量的温水——中焦、中等量；三是少火加热温水，变成炁；四是体内和体表的通道通畅、开阖适度。

所以，复杂情况下广汗法用食物和药的目的就是，缺水则加水，水多的就用淡渗或者辛燥药物帮助减水；缺火则加火，火多的就用寒凉的或沉降的药物帮助你降火；通道不通畅的，就散通、温通、疏通、强通、缓通、微通……复杂情况下选择食物和用药的原则一样，需要"向量随时调，就像开车盘山道"。而一般情况下，选择食物的原则是不要偏，尽量均衡。

总之，复杂情况的原则是偏，以偏治偏；一般情况的原则是不偏，不要加重已有的偏。

5. 为什么要长期注意饮食？

俗话说得好："吃药不忌口，坏了医生的手。"可见饮食是非常重要的。吃药，和吃饭比起来时间要少很多。饭会天天吃，是吃一辈子，虽然饮食的偏性弱一点，但是长久积累的偏性却是致病的主要原因。吃饭问题不改，只靠药物来纠正，是困难的、短暂的。真正的治疗是希望用食物的作用来配合药物的作用，让两者步调一致地纠正身体的偏态（病态）。所以饮食问题需要特别注意、一直注意。

6. 黏性食品为什么要少吃？哪些食品是黏性的呢？

"脾如磨，少胜多"。脾胃负责运化水谷，就像磨一样，把吃进去的食物运化为人体的气血。黏性的食物进到"磨"中，会阻滞"磨"的运转。脾胃运化不好，整个身体秩序的调整都会受到影响，所以黏性食品要少吃，集中治病的时候最好别吃。

什么是黏性食品呢？按照中医取象比类的思维方式，黏性食品就是日常生活中看起来黏糊糊的东西，如蛋糕、油糕、雪糕等。同样的食物，做法不同，可以改变其黏性，如土豆切成丝看起来就爽利，就不是黏性食品；但做成土豆泥的话，或者再加上蜂蜜等佐料，一看就黏糊糊的，那就是黏性食品。

7. 鱼肉可以吃吗？

鱼肉属于发物，是可以吃的。有一种说法是，无鳞鱼，如泥鳅、带鱼等，发的力量较大。具体怎么吃呢？有两点需要注意：①是"无汗吃发物"，而不是"见汗吃发物"，这点是和之前的主张完全不同的，需要注意。②是鱼虾建议油炸以后做汤吃（和浙江温州的患者交流过，当地人认为，海鲜水煮了是凉性的，油炸后是热性的，油炸后做汤不就是"温润"吗？）。

8. 可以吃火锅吗？要注意什么？

火锅是鼓励吃的，因为火锅里温热的汤可帮助人体发热，但同时要注意别出汗。不过同时伴有中心性肥胖的患者不建议吃油大的火锅。吃火锅时注意几点：第一，要多喝汤。第二，注意量，不要吃太多。第三，菜品的选择要和治疗方向保持一致。

9. 去饭店吃饭，点菜要注意什么呢？

参考问题"银屑病患者具体可以吃什么不可以吃什么"的答案。

需要注意的有三点：第一，禁忌吃的不能点，如凉菜等。第二，可以多点一些带汤的菜。第三，如果医生已经允许吃发物的话，可以点"发"的菜。

10. 银屑病患者能吃水果吗？

原则是"生冷饭后少"。水果属生冷，最好是不吃。但如果实在想吃，在吃了热乎乎的饭后，腹部温热的时候，含水果，凉凉嘴。

千万要注意：不能让肚子里着了凉。

11. 熬什么粥好呢？

按照广汗法的饮食要求，应该是喝汤而不是粥，粥比较稠，是偏黏性的，不鼓励吃。推荐喝的是稠度适中的小米汤。广汗法团队认为小米汤是养胃的。脾胃虚寒明显的患者，可以把小米炒至微微变色，再用来熬汤更好。其他的如玉米、大米、核桃、枣、南瓜、红薯等，在治疗期间最好不要放。

12. 居住的环境要注意什么？

居住环境和健康的关系很大，即使你白天不在住处，晚上多数时候也是要回来的，白天居室储藏的光和热会在一夜安眠中默默地滋养着你的身心。向阳、通风、温润是居住环境需要注意的。切忌阴暗无光、寒冷潮湿和燥热闷热的居住环境。

13. 夏季是治疗银屑病的最佳时机吗？

不是的，从控汗角度来讲，夏季反而是不利于治疗的季节。

实际上，每一个季节都有其有利和不利的地方。广汗法要求遍身、一直"无汗而热，热而无汗"。细分包括四个方面：似汗，均匀，持续、和缓。夏季气温高，容易出汗，对不容易出汗的患者是有利的。但是夏季出汗不容易控制，容易出汗多、容易在易出汗的地方出汗多而不易出汗的地方出汗更少，这都是不利之处。冬季虽然寒冷，不容易出汗，但是通过正确的穿衣、运动等方式的干预，更容易让出汗变匀。

治愈的标准是每个季节出汗都要正常，对于正常出汗的四个方面，每个季节都有它利于治疗的好的方面，所以说不能笼统地说哪个季节是最佳治疗时机。

14. 空调可以用吗？

空调不仅可以用，而且需要主动、积极地把空调用好，为更快、更好地达到"热而无汗，无汗而热"的目标服务。比如，自然界的温度太冷，我们可以利用空调来创造一个适当温暖的环境；如果自然界的温度过热，我们就可以利用空调创造一个适当温和的环境。总之，空调不是能不能用的问题，而是如何能用好的问题。另外，还有一点需要注意：打开空调的时候，最好能开一点窗户，让室内保持通风。

15. 夏天所处环境里有空调怎么办？

夏天，假如处在一个公共的环境，如单位、商场、火车上等，当空调温度开得很低，又不能按我们的意愿调整的时候，就可以认为我们处在一个"人造冬天"的环境里，这时候就应该按照冬天的标准去穿衣，务求"热而无汗，无汗而热"。在不妨碍别人的前提下，少在乎别人的眼光，多关注自己的身体，"Listen to the sound of your body"（聆听自己身体的声音）。而最根本的解决方案，是更多人慢慢都知道了"酷"（Cool，低温）的坏处，把温度调整到26℃左右。当然，这并非一日之功，我们尽自己的一点力，多影响周围人就好，这个过程没有必要着急，欲速则不达，从容地表达自己认为正确的观点，完成自己就好。在群体没有改变之前，我们可以做到的是让自己"无汗而热，热而无汗"。

16. 运动的原则是什么？

广汗法健康体系中运动的目的不是塑造肌肉和体形来让别人看，而是为了自身身体的健康。围绕这个目的，运动的原则是"低强度、长时间、单一"，目标是"无汗而热、热而无汗、均匀、持续"。另外，心情放松、专一的运动还会提高身体和心灵的温度，所以一方面要把握运动的度、时间，另一方面要注意运动时的心情。

17. 哪些运动对治病有利？哪些对其不利呢？

根据运动的原则，选择持续、和缓、强度低、单一的运动，能有助于"无汗而热，热而无汗"。如无汗龟速跑、缓慢的陆地游泳法或下蹲、慢跑、散步、骑车等。相反，剧烈的对抗、竞技运动，会让汗出过多，就不提倡，如羽毛球、篮球、足球等。

总的来讲，判断的标准是"无汗而热，热而无汗"的原则，同一种运动，如果方式不同，也可以出现不同的结果，如骑车，你如果骑得和缓，达到微似汗的目的是可以的，如果骑得很快，一会儿就大汗淋漓，那就不对了。再如劳动，如果把运动的理念融入劳动中，在劳动的同时也能达到微似汗，劳动就改造成了"无汗而热，热而无汗"的运动，参考《劳动和运动的区别》一文。

18. 运动发热好吗？

通过运动的方式使身体发热，促进体内热气充满、流通，同时有利于将体表郁结的"寒冰"散掉。但要注意发热的度，过了就会散掉热，不利于身体长久的温暖。

运动强度要低，既要热，还得让汗似出非出，这样利于长期保持。

调整运动强度和节奏，使身体保持将汗状态，使阳气保持内蒸不泄，冲击不热和不易出汗的部位。运动后将汗状态时，不要立即进入冷的环境，要使将汗和热的状态略略减缓，肌表要注意保暖，且能防风。

19. 天气和环境会对运动有影响，户外运动如何选择天气和环境？

《灵枢经·邪客》中说"人与天地相应"，人要主动地顺应天地的变化。户外运动要注意对于天气和环境的选择。如清晨，天还是黑的，就有人在外面运动，这是不对的。要等到太阳出来再运动。晚上太阳落山了，很多人还在跳广场舞，这也是不对的。当然，太阳最烈的时候也是不适合运动的。天气不好的时候也不建议运动，在古代就有阴雨天、打雷、冰雹等天气不建议运动的说法，所以不是说风雨无阻就是好的。运动环境的选择也是这样，尽量选择让人心情温和愉悦、阳光能照耀到但不酷烈的环境。有人在晨起户外运动的时候会躲着太阳，选择阴凉的地方，这是不对的，因为晨起的太阳并不酷烈，可以趁着这个时间多与温和的阳光密切接触。

20. 什么是无感温度泡澡？

无感温度是一个需要教育引导和客观辅助测量，最终主观评价的温度——自己感到舒服，不凉，也不热。广汗法认为治疗的最高目标是"复归于婴儿"，婴儿在母体内就是温暖、舒适的液态环境——无感温度的环境。

无感温度泡澡希望人的身体和心灵沉浸在这种舒适的状态里，达到一种真正的放松，以使"真气从之"。这种状态下的泡澡对于全身状态的改善有很好的作用，同时对皮损的减轻也有直接的作用。

21. 为什么泡澡的温度不能高也不能低？

有人喜欢泡澡的时候水温很高，这是不提倡的。很多时候，高温泡浴有带来"红皮病"的危险，也会导致汗出多的不利后果；而温度低了，又容易着凉感冒，且体表厚的地方和体表上附着的"冰"不容易被温通融化。相对于泡浴温度的高和低，温和无感属于中间状态，"无感温度"深得中医"中"之精髓。

22. 泡澡时可以看电影、看书吗？

无感温度泡澡要求身心能静下来。只有静下来，放松下来，才能达到"真气从之"，郁滞的身体才会变通畅。所以建议在泡澡时能冥想入静最好。如果还不能达到这样的境界，做看电影、看书这样专注的事也是可以的，但是要注意电影和书的内容，要选择能让心情安静温和的，而不要看一些武打、凶杀、悬疑、恐怖等激烈、破坏平和的内容。

23.没有条件泡澡可以改成淋浴吗?

不可以。淋浴会使皮肤变干,不利于皮肤的温润。所以无论是银屑病患者,还是健康人,都建议把淋浴改成无感温度泡澡。

实在泡澡不便的可以无感温度泡腿——千万注意在泡的过程中不要让头上有汗。

24.泡澡时可以放盐、醋或者牛奶吗?

治疗期间,泡澡的时候只需要把适合的温润浴包、滋润浴包等按比例配好、煎好以后放进去就行,其他的盐、醋、奶、花、精油,以及自己买的中药等不建议放入。

医生提供的浴包数量及配比是针对患者个体情况的个体化治疗方案,可以很好地配合口服药物,起到治疗的效果。平素患者选用的泡澡时放的东西,都没有针对性,怕起到适得其反的效果——貌似短期减轻,实则长期加重。

五、心身两温度

1."四多两温度"指的是什么?

"四多"指适度多晒、适度多动、适度多穿、适度多吃温热发散的食物。"两温度"指身体的温度和心灵的温度。

2.开朗的性格为什么有助于疾病的治疗呢?

《黄帝内经素问·调经论》中说:"喜则气和志达,荣卫通利,故气缓矣。"意思是说:人高兴的时候,气血和缓、志向满足,荣卫之气就通利。适度喜,全身气脉舒缓(生理状态);过度喜,则气过于缓，而渐至涣散。从心理角度讲，性格开朗的人善于寻找生活中和疾病治疗中积极的一面。心理学家研究发现：性格开朗、为人随和、心情乐观和对他人充满爱心，对疾病有防治作用。相反，固执己见、自怨自艾、否定他人、悲观多疑、心胸狭窄、神经过敏、缺乏自信，则会降低自身的抗病能力。

3. 为什么压力会对疾病的治疗有影响？

顾名思义，"压"会让身体内气血不通而产生结。而持续的压力状态会让身体紧张，不仅没有机会疏通身体内部、"疏其血气令条达"，而且会进一步加重阻碍、增加结滞。压力是人体精"神"范畴的病因，要积极寻找方法缓解压力、释放压力，务必使身体气血保持相对稳定、冲和的状态。

4. 什么是基础体温？

人体在较长时间（6～8小时）睡眠后醒来，处在清醒而又非常安静，尚未受到肌肉活动、情绪、食物等因素影响时的状态叫作"基础状态"，基础状态下的体温，就叫"基础体温"，又叫"静息体温"，通常在早晨起床前测定。

5. 为什么要测基础体温？

基础体温能体现整体和长时间段（以年为单位）的体质情况，也能体现身体的基础代谢率，换句话说，就是能体现阳气的储备和运行情况，所以要长期坚持测基础体温。方便实时监测体温的仪器正在研发中，届时基础体温的采集和趋势变化曲线的绘制会更智能。

6. 怎么测基础体温?

晚上睡觉前把体温计放到枕头边，第二天早晨一睁眼，什么也不要干，进行测量，测5~10分钟，然后读数并记录。长期坚持测并记录，然后得出月平均基础体温、年平均基础体温。通过基础体温的变化来判断体质的变化。这是自己可以直观看到的身体整体变化的指标。广汗法的总体目标是"身体一年比一年好"，所以年平均基础体温的计算和比较很重要。

7. 基础体温多少才正常呢?

如果能达到37.1℃，说明身体状况不错，处于"阳气内蒸而不骤泄"状态。监测不仅要看基础体温的高低，更要看基础体温的变化情况，所以基础体温变化曲线图更重要。长期测量，观察年平均基础体温的变化，意义最大。

8. 如何理解"温充肥司"?

还是要从理解热气球原理来理解"温充肥司"。"温充"好理解，里面有热是"温"，热气需要充满热气球内部是"充"。想象热气球表面有许多小窟窿，窟窿都需要用绳子绑严实才能保证"温充"——绑窟窿的绳子必须要粗壮有力是"肥"；能保证窟窿不漏气，管好堵漏这个职责是"司"。"温充肥司"是《黄帝内经》中对于卫气功能的描述，卫气可以简单理解为现代生理学中的免疫系统。"温充肥司"要求人体管理好最外层的屏障，把每个毛孔的开阖都管好，做好最前沿的防御。

六、发热处置

1. 如何储蓄体内阳气、静待发热?

"温充肥司",做到气内蒸、汗可控,便是储蓄健康——健是足,康是通。储蓄健康,便容易在一些诱因激发下产生正邪交争的剧烈反应——发热。没有练好兵,就想打仗,是白白送死。有些人为了发热洗凉水澡、淋雨,这些都是让没有练好的兵去送死,大错特错,白白消耗了正气,导致后面更不容易"正邪交争"。发热可遇不可求,我们能做的是努力让生活习惯更正常、更健康,习惯于亲近阳光,静待春暖花开、自然发热。

2. 发热时注意什么?

发热时一要注意自觉症状,二要注意体温高低。自觉症状如没精神、瞌睡、食欲下降等,是身体的一种自我保护,顺应身体的自我保护,适当喝温热水,饮食清淡,少吃饭(损谷),多休息。注意体温高低,指体温不超过 38℃时,不要盲目地去用退热药或者抗生素。但超过 38.5℃时,在备好合适药物的前提下,可以继续观察,让体温适当高一会儿。必要时适当的药物控制还是需要的。我们反对滥用药物,而不是反对用药。

3. 广汗法治疗感冒要求如何服药?

喝药时可以少量、多次服用,即每次喝一点,50~100ml。增加喝药次数、缩短服药间隔,是为了达到"微微似欲出汗"的目标。一次喝得多,药又热,会导致身体热而汗出,汗出会散掉热;喝药间隔时间长,身体也不容易保持热。都不利于"无汗而热、热而无汗"。

所以要保持长时间的热而无汗，就要选择量少频服。

4.广汗法的口服药要求如何煎药?

首先建议用中药免煎颗粒剂，既方便加量、减量，也能保证疗效。如果抓不到免煎颗粒的时候，煎服药时要注意：①"㕮咀"。特别大、不容易煎透的药材，弄成比较粗的颗粒。②一次煎透，不用浸泡，放足量的水，火开后，调成小火，一般煎60~90分钟。

5.感冒时，如何穿衣盖被才能防止着凉?

多穿衣服，盖薄被，温覆主要靠衣服。防止盖被温覆导致身体温热微汗，出被时因被子内外温度差异过大而导致着凉。

若穿得少，盖得厚，保温主要靠被子，离开被子时便容易着凉。

6.感冒时对出汗的要求?

分三个阶段。第一阶段，不出汗时先要求局部有微汗。第二阶段，从有微汗开始就要求汗少而匀。第三阶段，汗基本匀后要求保持"热而无汗"。感冒不同阶段对汗的要求不同，汗的阶梯目标做到位，就能达到"小病治大病"的目的。

7.感冒时如何防止"复感"（反复外感）?

①千万注意汗不能多。皮肤觉着很热、摸着不干，就是"得汗"了——温润就是得汗，已经见到汗就是汗多了。

②损谷。从字面理解就是减少饮食摄入，感冒时要求吃食欲的一半或者三分之一。胃是受纳食物的，脾是运化食物的，少食和过食都会导致脾胃功能失常。脾就相当于一台磨，胃是入口，磨转的速度应该和胃口食物入量相匹配，来得少了干磨不好，来得多了壅

滞也不好，所以吃什么、吃多少、何时吃都应该适应身体的需要，而不是执行固定标准。损谷可以视为一种脾胃的休养生息，脾胃气弱不能消谷，则须损谷以待正气来复。感冒初愈多吃，特别容易导致"食复"。

③防风——防着凉。身体热、有汗容易导致腠理疏松，皮肤腠理为人体的第一道屏障，腠理疏松会导致屏障抵御外邪的功能失常，易着凉。

④防止"劳复"，这点会在以后做专门说明，此处不再赘述。

七、抓大放小

1. 如何理解"抓大放小病，从容健康行"？

治疗的根本目标是主观健康指标的变化，而不是客观疾病指标的变化。换句话说，治疗应该更多关注的是健康指标，而不是疾病指标。

健康指标是大，抓大，就是抓整体健康，如体温、冷热、汗的状态等都是健康指标。整体健康变好为前提，小病就容易被治愈，甚至"不治而愈"。

如果只管疾病指标，而不关注整体健康的话，就有可能出现"人坏了却病好了"的怪现象。以上说的就是"抓大放小病"。

需要注意的是：健康不仅指身体没有症状，更包括心理健康、社会适应健康、道德健康等内容，只有关注健康的各个方面，才更容易形成较少短板的"木桶"。

2.如何理解"小病治大病"？"小病治大病"与"小病动大病"的区别？

之前广汗法强调的"小病治大病"给很多患者带来了希望，但也带来了一些困惑。希望指的是：出现了小病，就看到了大病有可能被治好的曙光。困惑指的是：有很多患者的小病好了，但是大病并没有被治好。和"小病治大病"相似的说法还有"新病治旧病""急病治慢病""动病治静病"和"阳病治阴病"。

近来广汗法把"小病治大病"的说法修正为"小病动大病"。指很多小的、急的、新的、动的、阳的问题能使大的、缓的、旧的、静的、阴的问题变得活跃，这些状况发生时，一定要借着疾病变化的时机，努力地让身体朝着"无汗而热，热而无汗"转变，把好的时机用起来。而不是斤斤计较于身体的小变化，而忘了关注身体的大健康。

其实您只要想明白几个问题：现在身体好吗？身体不好的话希望出现改变吗？认识到这些道理后能在实际生活中积极、正确地认识这些"动"象吗？

3.如何测量腰围？

测量腰围的规范有：

第一，体位。受试者取站立位，双足分开25～30cm（与肩同宽），使体重均匀分配。

第二，时间。每天早上大小便后，在呼气末还未吸气时测量。

第三，定点。分别是竖定3点、横定3点。竖定3点是髂前上棘是下点，第 12 肋下缘是上点，这两点连线的中点。左右两个中点，加上与之在一个平面的脐略上方的一点，是横定 3 点。对横定 3 点做好标记，每天早上通过这 3 点定位测量。

第四，标准。男性腰围 ≥ 85cm、女性腰围 ≥ 80cm 作为中心性肥胖判断的标准。

第五，意义。腰围是衡量脂肪在腹部蓄积（即中心性肥胖）程度的简单而常用的指标，是 WHO 推荐的用于评价向心性肥胖的首选指标。

（本问答参考《内科学（9 版）》的内容）

参考文献

［1］朱大年．生理学［J］．9版．北京：人民卫生出版社，2018：216.

［2］郭步伐．对发热的认识及处理浅谈［J］．亚太传统医药，2011，7（10）：175-176.

［3］袁启明．癌的高温治疗［J］．医疗器械，1981，（3）：40-44.

［4］石原结实，李冬雪．体温的微小波动都能关乎生死［J］．中华养生保健，2008，（12）:24.

［5］蒋东，郑世营，陈锁成．全身热疗与肿瘤细胞凋亡的研究进展［J］．医学综述，2008，（1）：50-53.

［6］何国平，彭旦明，杨词平，等．可控发热疗法干预糖尿病前期的疗效观察［J］．实用中西医结合临床，2020，20（9）：57-58.

［7］黄兆铭．从临床实践看中医整体观的重要性［J］．现代中西

医结合杂志, 2010, 19（3）: 277-278.

［8］冯娟, 宫玉艳, 李好勋, 等.全国五省市一般人群中医体质流行病学调查［J］.中华中医药杂志, 2016, 31（11）: 4722-4725.

［9］李竹青, 秦静波, 孟翔鹤, 等.国医大师王琦阳虚体质辨治思路［J］.上海中医药杂志, 2020, 54（3）: 26-28, 25.

［10］李雅楠, 王均衡, 殷雨晴, 等.阳虚体质理论与科学实证［J］.北京中医药大学学报, 2017, 40（11）: 894-897.

［11］尤怡.金匮要略心典［M］.北京: 中国中医药出版社, 2009: 19.

［12］张英栋.张英栋谈银屑病根治［M］.太原: 山西科学技术出版社, 2016: 38-40.

［13］谢洲, 宋一男.儒家中庸中和思想对《黄帝内经》的影响［J］.中华中医药杂志, 2022, 37（6）: 3068-3071.

［14］佚名.黄帝内经素问［M］.北京: 人民卫生出版社, 2012.

图书在版编目（CIP）数据

治病必求于本——银屑病治疗正道 / 张英栋主编 .
太原 : 山西科学技术出版社，2025. 1. -- ISBN 978-7
-5377-6458-2

Ⅰ . R275.986.3

中国国家版本馆 CIP 数据核字第 2025604V32 号

治病必求于本—— 银屑病治疗正道
ZHIBING BIQIU YUBEN——YINXIEBING ZHILIAO ZHENGDAO

出　版　人	阎文凯	
主　　　编	张英栋	
策 划 编 辑	宋　伟	
责 任 编 辑	杨兴华	
封 面 设 计	岳晓甜	

出 版 发 行　山西出版传媒集团·山西科学技术出版社
　　　　　　　地址：太原市建设南路 21 号　　邮编：030012

编辑部电话　0351-4922078
发行部电话　0351-4922121

经　　　销　各地新华书店
印　　　刷　山西基因包装印刷科技股份有限公司

开　　　本　889mm×1194mm　　1/32
印　　　张　7.75
字　　　数　181 千字
版　　　次　2025 年 1 月第 1 版
印　　　次　2025 年 1 月山西第 1 次印刷
书　　　号　ISBN 978-7-5377-6458-2
定　　　价　48.00 元

版权所有·侵权必究

如发现印装质量问题，影响阅读，请与我社发行部联系调换。